译文科学

科学有温度

病人家属，请来一下

王兴 ———————— 著

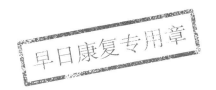

上海译文出版社

序

当听说我们医院有一个从北京过来的"老北京"医生来面试的时候，我就有点好奇，后来听说他还写了不少书，又出版过小说，我就更感兴趣了。直到有一天，王兴医生拿了一本新书找到我，说是一本写给家属的书，我刚翻开目录，就被里面的内容设计深深吸引了。

都说医生难做，其实病人家属更难。面对庞杂的医疗信息，面对各地差异化的医疗水平，面对医生难以捉摸的脾气和性格，家属一方面要担心病人的疾病是否得到最好的救治，另一方面还要解决疾病治疗所带来的经济问题，同时还要成为病人心理上的依靠。作为医院的管理者，我也经常会在走廊里看到失声痛哭的家属，抹抹眼泪笑着又回到病房陪伴自己的家人。我也一直在思考，能做点什么流程和管理上的改进，不仅能够解决病人的问题，也解决家属陪护过程当中的困扰。

这本书与其说是一本科普书，不如说是从医生朋友的角度给一个好朋友的真诚建议。内容分四个部分，从信息、心理、经济、陪护四个方面，给家属全方位的科学指导。其中一章是关于"女婿"做决定的内容，读来甚是有趣。作为医生，有的时候只是给到家属建议，但是我倒很少考虑过，这个家属是女儿、女婿、儿子还是媳妇，不同的身份可能会有些微妙的差别。能够察觉到这一点，我相信王兴医生在平时的临床工作中，一定是下了功夫去沟通和琢磨过的。

这本书有一个环节是一个病人的女儿和王医生的真实通信，你会发现，当医生成为朋友的时候，当家属完完全全信任一名医生的时候，即使这名医生提供的只有解释和安慰，对于家属而言也是莫大的帮助。医生把自己与一些家属的故事讲述出来，其他的家属看到之后，可能会从中受到些许启发，从而少走一些弯路，多做一些正确的、冷静的、合理的选择，帮助病人顺利地康复。也可能在病人离世的过程当中，帮助病人少受一些痛苦，帮助家属少留一些遗憾。这些都是作为医者的我们本应提供给病人和家属的，却又是在当下医疗过程当中经常丢失的一环。

经济其实是作为医生特别容易忽视的一环，在为患者提供医疗建议的时候，医生的作用是非常重要的。从医生和家属的角色来看，医生更能知道一种治疗的"性价比"如何，而医生站在病人家属的角度来设身处地地思考问题，帮助家属做出最优的选择，是这本书给人最大的触动之一。科普是这本书的主要目的，但是这本书呈现的远不仅是科普，更多的是埋藏在字里行间浓浓的人文关怀。

从书的行文中也能感受到王兴医生作为一名优秀的小说作家所展现出的文学功底，读起来没有晦涩的医学知识，只有满满的诚意，因此特撰文以推荐，希望每个病人都能顺利恢复，希望每个病人的家属都能在人生最无助的时候，遇到一个医生朋友和你一路同行。

上海市第一人民医院院长

郑兴东

2021.7.19

目 录

生命，就是由一系列意外组成
　　——与一名癌症病人女儿的书信往来

第一章 医疗信息篇：明确思路，谋求共识

第二章 心态篇：癌症没有想象中那么可怕

生命，就是由一系列意外组成

——与一名癌症病人女儿的书信往来

王医生：

您能告诉我"癌"究竟是什么吗？为什么它来得如此无声无息，一发现就到了无可救药的地步？！父亲60岁退休以后，我督促他坚持每年体检，就在半年前还做过全面检查。今天突然查出胃癌，竟然已发展到腹膜转移、无法手术的阶段。恐惧之中，我更多的是不解：为什么会是父亲？他生活规律、饮食清淡均衡，唯有一个抽烟的恶习。即便是抽烟的因素，也应该是肺部出现病变，为什么是胃呢？之前他从未有过胃痛或胃溃疡的毛病，只是近来吃饭有些胃口不佳、闷闷的，如此轻微的症状，没想到一查竟是4期。想来半年前体检时已患病，可为什么胃镜检查不出？

这是我人生中第一次如此近距离地面对癌症，它一瞬间击垮了我所有的理智。我的父母这一代人，生活得如此小心翼翼，微波炉怕辐射，睡觉时手机不能放在卧室，不吃油炸和复合食品，每天散步、劳动，再加上定期体检，就这样还会遇上癌？癌症，它究竟是一种意外，还是有前因造成的恶果？如果它是一种无法预防的意外，我想知道，应该如何提前为自己做准备，以降低它带来的打击与伤害。如果它的发展是可防可控的，我想知道，真正应该怎样生活才能尽可能地远离癌症。

此刻的我，面对"父亲确诊癌症，该怎么办"这道考题，头脑一片空白。强大的危机感让我想马上行动，但不知劲往哪儿使，该做什么。同时更是陷入一种对自己和亲人无限担忧的恐惧之中：这样的考题还会来吗？可以避免吗？我想知道，医生是怎么面对自己或亲人的疾病，甚至是死亡的呢？

您的一位读者粉丝

一位癌症晚期病人的女儿

朋友，见信好！

透过你的文字，我能感受到你焦灼的状态。中国每年新增 450 万癌症病人，就意味着至少 450 万的家庭会面临和你一样的问题，你绝对不是一个人，也绝对不是第一个感到恐惧的人。

在世界最顶尖的《科学》（*Science*）杂志上曾经刊登过一篇文章，它的题目大意叫做"癌症是一种运气不好导致的疾病"，也就是说癌症本身就是 bad luck（坏运气）。

人的基因当中存在一些潜在的缺陷，有些人多一些，有些人少一些。从人类甚至哺乳动物这个物种角度来看，在 18 岁—38 岁的主要繁殖期之后，身体的衰老并不会对物种的续存造成任何影响，反而会给后代腾出更多的生存资源。

癌，是人体的正常细胞在无数次分裂之后，因为发生了突变而产生的一种可以无限增殖、摆脱了身体控制的细胞。细胞的复制都有自己固定的周期，例如口腔黏膜是 3 天更新一代，红细胞是 3 个月更新一代，骨骼大概是 7 年更新一代（这大概就是我们所谓的"七年之痒"——你的爱人过了 7 年都变成另一个他了，当然看起来会不太顺眼）。

吸烟、饮酒等习惯，都有可能加速细胞损伤的进程。但是与癌症最相关的罪魁祸首，还是时间，时间的力量才是最强大的。癌症，本身就是一种与衰老相伴的疾病。基因在复制几亿代之后，终究是要发生错误的。你说父辈非常注重养生，这只不过是没有加速这个过程，但不是逆转这个过程。

目前在美国，有 1/3 的人一生当中至少会患一次癌。这并不是因为美国的空气和水被污染，也不是因为美国的生存压力过高，只是单纯因为美国人的平均寿命高于我们。

所以，无论你怎么努力，癌症它就是一个概率事件。

说这些并不是想让你感到绝望，而是想让你知道，人终究要面临生老病死。如果你知道，癌症是一种大概率会发生的事情，你就不需要花过多的时间陷入到自责当中，非要给父亲的疾病寻找一个原因，而是想清楚你要怎样去面对它，你要怎样帮助父亲恢复健康，至少是在目前疾病的状态下，寻找最适合他的解决方案。

祝一切安好。

王兴

尊敬的王医生：

没想到真能收到您的回复！

您让我相信，再坏的时候也还是会有好事发生的。请原谅我上一封信的莽撞，写信时我刚通宵读完您的书《癌症病人怎么吃》，里面的文字理性又温暖，像一位专业而亲近的医生朋友。所以，当我发现书后留有您的邮箱，忍不住抱着试一试的心态与您联系。谢谢您付出的时间和心力，对我而言，您的解答是这段至暗时刻里的光和希望。

我父亲是上世纪 70 年代的医学生，对"自称没丢老本"的他，我没有隐瞒患癌的事实。他比我想象的更坚强且豁达，告知他病情时，我还把您的来信内容也念给他听。他很认同地笑着说："我呀，就是临老中了回'彩票'。"只是，表面嘻嘻哈哈的他，背后却偷偷地在网络上查找各种胃癌的相关资料，找医生打探他的肿瘤分期和所谓的"生存中位期"。父亲这样的表现让我更加心疼和担忧，不知道该将病情告诉他到什么程度。另外，我担心网络上的各种信息来源不明，想找一些正规、正确的信息给父亲，让他不在无望的担忧中度日如年，您是否了解一些可供病人及家属学习、了解癌症相关知识的渠道？

我还有一个很苦恼的问题——如何有效地跟医生沟通？如何争取最优的治疗？我千辛万苦给父亲挂到本地胃癌知名专家（二级教授）的号，排队一上午，问诊一分钟。出来时我特别自责，觉得自己没有利用好这宝贵的一分钟。后来，父亲被教授收治入组，进行进一步的诊断和治疗。入院一周以来，我们再没有见到过教授，每次我去医生办公室询问病情相关问题，碰到的都是不同的年轻医生，而他们也都是行色匆匆。有时，不同的年轻医生对同一问题的答案甚至相互矛盾。这种情况让我特别不安，担心病人众多，父亲的治疗是否会被拖延。如果我主动性太强，又是否会招致反感？

　　愿您安好，盼复。

一位带着十万个为什么的忠实粉丝

朋友，见信好！

感谢出版社的编辑看到了信就转给了我，不然你的信要像一只漂流瓶一样没了踪迹，那就太可惜了。出版社的编辑告诉我，转发咱们的信件，让她觉得自己似乎在偶然之中做了一件非常有意义的事情，所以她任性地拒绝了我提供私人邮箱的建议，说希望能亲眼看到你父亲恢复健康的那一天。

非常荣幸拙作受到你的喜欢，有些受宠若惊，希望书上的东西能帮到你。你说得对，病人也许比我们想象的要豁达，但同时也会敏感和脆弱，你要做的并不是消除和扭转他的抑郁和悲伤，而是要用他觉得舒服的方式，陪伴他的每一份喜怒哀乐。你父亲毕竟也是我们的同行，知道生老病死的无奈。我们换个角度想，正是因为有了这样的时间和空间的限制，每一天的鸟语花香才显得弥足珍贵。

你问的两个问题，一个是如何找到更可靠的信息，一个是如何找到更可靠的医生，归纳起来，都是想解决信息不对等的问题。你知道吗，在清朝，甚至到民国时期，医院都是不存在的，医生在家看诊，即使有些理论今天看来错误百出甚至有些滑稽，但那个时候是被视为权威的。在互联网发达的今天，任何一个人都有能力把自己的看法传递出去，获取的信息更多了，但处理起来却更复杂了，因为你在选择任何一个信息来源的时候，你总会觉得没有选的也许更好，所以你会不停地查，生怕自己因为不懂而让父亲的病受到延误。

我不得不说，在目前的医疗体系下，能看好病是一连串概率事件的累积，换个说法，就叫做"缘分"。你能否在合适的时间，遇到合适的医生，并且做医生心中合适的病人，选择了合适的治疗：每一项都不是必然成功的。就我个人来说，在工作当中能看到很多医生技艺确实有限，但是病人并不知道。哪怕是我自己，我也不能保证我是最优秀的，更不能保证我每天都保持在最优秀的状态。所以你的担心我非常理解，我绝对不会站在医生的角度劝你无条件地信任医生，而是想告诉你几个小技巧来甄别信息、选择医生。

选择大教授仍然是一个稳妥的做法。也许你认为看诊一分钟要解决的是自己心中的疑问，但对教授来说，是要决定治疗方案的，任何无关的信息都会拖延他下判断的时间，作为门诊医生，他并不希望和你展开聊天。高等级的医院里，下面的医生执行医疗方案是没有什么问题的，这一点不需要过于担心。

医生的说法也许有不同，这也是合理的，这说明目前你父亲的状态，治疗的选择很多，没有一个确定的最优解，这本身就是生命的奇妙之处。

网上的信息确实太多，我个人不建议你查询文献，因为文献和临床实践之间还少了个汇总，病人和家属很难做好。就具体的关键词可以选择上网查询，但是涉及治疗方案时，网络上各种说法不一，是很难确切参考的。

你以后有问题可以继续来信，我会把我们的通信用在我的新书里，就算是你我给读者朋友的一点小小的福利吧。还不知道你的名字，下次请记得告诉我。

祝一切安好。

王兴

敬爱的王医生：

　　谢谢您和编辑部老师的善心与温暖，也请原谅我的无礼，一直没有介绍我自己。我是来自福州的一名科研工作者，刚刚博士毕业走出象牙塔。10年的学术训练在父亲的病情面前却是那么的无用。我想，或许有许多与我一样对医疗行业所知甚少，同时又没有特殊社会资源的普通病人及家属，经历着癌症及其治疗带来的茫然、绝望与挣扎，烦恼着我的烦恼，困惑着我的困惑。您的回信给了我无穷的力量和指引，真心希望您的解答和文字能让更多的读者看到。

　　正如您上封信所说，找到一位可靠的医生或是求得一个适合的治疗方案要靠缘分和运气。可我好难随遇而安，总希望从女儿的角度，做最大的努力和争取。今天，父亲所在治疗组的一位主任医生喊我到办公室谈病情，这是第一次医生主动找我，是我期待却又害怕的。我期待有更多机会能与医生沟通了解病情，却也害怕等来的是坏消息。情况却比我预想的更糟糕，主任告诉我父亲增强CT、腹部彩超的复查结果显示胃部肿瘤已经发生了腹膜外的转移且程度较重，建议我将父亲转出胃外科，再找肿瘤内科进行化疗治疗。我心里知道，胃癌最佳的治疗应该是手术，手术组的医生提出转科，似乎是在告诉我，父亲的病情接近"没救"了。而我更加担心的是，若一旦转出胃外科（目前所处的科室是我所在省会城市里胃癌方面最权威的团队），父亲是否会因为病情严重而落得无处接治？一时间泪如雨下，我顾不得其他，只央求主任留我们下来，哪怕有一线希望和可能，我也愿意积极治疗和尝试。主任看我如此激动，让我平复情绪并给了我两个选择：一是留在胃外科，有一个围手术的化疗组，可以在这个组内进行化疗，化疗方案是白蛋白、紫杉醇加替吉奥；二是帮我介绍转入肿瘤内科进行化疗，那里或许会有实验可以参与，具体化疗方案需与责任医生商议。主任留给我一定的时间与家人商议抉择，我想听听您的建议……

另一边，我四处求助中得到朋友引荐，让我带父亲去上海找瑞金医院的一位医生试一试。我不甘心，想听听一线城市顶级医院医生的意见，想在父亲身体状况还良好的情况下带他到北京、上海问诊，您觉得合适吗？

您可以叫我抗抗。这是我给自己取的笔名，我希望它能陪伴我和父亲一起抗击肿瘤，扛过难关。谢谢您愿意用宝贵的时间倾听我的忧虑、解答我的问题。

盼复。

愿您平安、健康！

站在十字路口的抗抗

抗抗，见信好！

非常感谢你的信任，自当全力相助。

我感受到你的焦虑主要有两个方面，一个是从比较信任的外科转到内科，是否预示着治疗水准的下降，以及手术机会的丧失；第二个是如果不去到北上广这些一线城市尝试一下，未来会不会有遗憾。

你现在这个阶段，遇到的状况其实和大部分病人的家属很相似，你的烦恼和焦虑源自选择过多，而不是缺乏选择。有一本书可以推荐给你，叫做《选择的悖论》，选择过多给人带来的往往不是喜悦而是更大的痛苦。

是否要从外科转到内科呢？从外科描述的病人的状况和内科给出的方案不难推测出，你父亲目前处于偏晚期的状态，在医学上，这类病人的治疗叫做"转化治疗"，意思就是对一个没有手术机会的人进行治疗。一旦病变显著缓解，实现了"降期"，就有机会采用手术治疗。其实转化治疗最有经验的还是内科，对于化疗相关的剂量掌握、并发症的处理都更有经验，所以我建议转科，但可以和外科的专家保持比较好的联系和关系。

我觉得福州的水平不错的，但我认为如果能来北京、上海确认下治疗方案可行与否，如果我是病人家属我也会做这件事情，毕竟凡事尽心尽力才不留遗憾。但我给你提个小建议：你可以带着父亲的全套资料，包括胃镜报告、病理报告和 CT 片到北上广就诊即可，无需带着父亲奔波。在肿瘤这个领域，检查报告大多时候很能说明问题。这样能够减少不必要的奔波给病人造成的身体和精神上的负担。

焦虑是我们必须要面对和化解的情绪，它并不是错的，它是根植于我们基因当中最美丽的缺陷之一，它是爱和责任的副产品。但是也要提防过度的焦虑给我们带来的痛苦和给医生们带来的困扰，我相信你能平衡和处理好，希望在北上广确认好治疗方案无误之后，可以有更多的时间陪伴父亲。

希望能够帮助到你。

祝一切安好！

王兴

亲爱的王医生：

　　未跟您联系的这一段日子，我带父亲到上海求诊并意外地经历了一场与死神的搏斗。所幸，父亲幸运地闯过来了。而我一直无法释怀，是我的"坚持"让父亲遭遇了这场无妄之灾吗？我想把我的这段经历，抑或说"弯路"告知您，若有可能，我希望父亲的这段跨省问诊经历与意外故事能给其他读者作个提醒或参考。

　　不甘心接受当地医院的诊断结果，我带着父亲来到了上海，通过熟人推荐，分别挂了复旦大学附属肿瘤医院一位老专家的号和上海交通大学医学院附属瑞金医院的一位中青年专家的号。我想通过不同专家的问诊和信息互证来明确父亲的病情及治疗前景，帮助我为未来的治疗方案做决策。当时的我想这一趟求医最坏的结果至多是"白跑一趟"，而没承想竟差点成为父亲的生死劫。

　　父亲刚做完两个疗程的化疗，身体状况还不错。因此，我们在抵达上海的第一天下午就马不停蹄地去复旦大学附属肿瘤医院见了预约的第一位老专家。那天的问诊让我们很失望，挂的高额特需专家号，全过程只有几句简单问诊，助理医师将我们带来的 CT 片挂在灯墙上，主任看了几眼后，对我和父亲明确地说了一句"回老家化疗吧"就把我们打发了。我准备了好多遍的病情介绍与细节问题都没有机会说出口。那句明确的"回去吧"，像块石头，砸得我生疼，但又让我有些落了地。

　　第二天，我们按预约时间来到瑞金医院求诊。路上，父亲开始质疑来上海问诊的意义，甚至质疑治疗的意义。是的，有时问诊和治疗手续的繁杂、路途的劳顿和医院的恶劣环境给病人带来的负担甚至胜过疾病本身。但当时的我，一面安抚父亲，一面坚定地想看完这一位好不容易抢到的青年专家的号。我们排在上午的第4号，前三位病人平均每位进门问诊时间都在20分钟以上，我隐约感到应该是幸运地遇到位极耐心的医生。果然，这位年轻的主任不仅听完我详尽的病史陈述，还细致问询了父亲的感觉、按触检查了父亲提到的锁骨淋巴结肿大位置。虽然他给出的结论同样是回家继续化疗，但他解释了原因，询问了父亲原治疗医院、团队和主治医生的情况。在我反复询问是否有化疗以外的治疗方案和可能性时，他用纸条写下了两种免疫疗法方案和对应的基因检测项目，并反复叮嘱要慎做手术决定。我们与这位医生素昧蒙面，也非熟人相托，可见他对待大多数病人都是如此负责。所以，是否盲目扎堆挂名气大的资深专家号未必是一个好的选择？

　　问诊快结束时，我心一横，厚着脸皮向这位年轻主任要了微信号。尽管十分为难，因父亲病情确实复杂，他最终给了我号码。冥冥之中，这是一个救命的号码。就在瑞金医院看病回来的当日夜里，父亲出现腹泻症状，凌晨起夜时突然昏厥倒地并不断抽搐。我立即打了120，救护车将父亲送往瑞金医院急救。在急救室里，医生一开始诊断为腹泻脱水与低血压，正准备挂瓶输液之际，父亲突然大量呕血。抢救室来了几位医生联合会诊，给我了一个让人绝望的结果：父亲的情况无法手术施救，只能在止血稳定后，及早送回家，路途中不排除继发大出血风险。这个状况让我进退两难，如果即刻回家，怕父亲熬不过5小时颠簸的长途车；而如果留在抢救室，只能做止血与维持生命体征的对症治疗，父亲不符合条件无法收治入院。凌晨三点，走投无路之下我拨打了上午问诊主任的微信语音，他接了！主任与抢救室医生沟通之后，联合介入科会诊，他们重新制定了方案，同意将父亲收治入院行 DAS 胃左动脉栓塞术。几小时后，父亲顺利完成了手术，平安脱险。我们在住院部恢复休养一周后，平安返家。我和父亲，既不幸又万幸，不幸是异乡两天的短途之行却遭此大难，万幸是遇到了好医生、好医院。而我，对自己带父亲来上海求诊的决策悔恨不已，我的一番"尽心执着"反而让父亲受了更多的罪。是不是不应该让癌症晚期的病人奔波劳累、赴外省就医问诊？

从送到抢救室到完成手术，这是我永生难忘的一个通宵，但或许这是医生们无数个值班日中最普通不过的一个通宵。在每一个大家安睡的夜里，医生们牺牲睡眠、时间，拼尽全力地抢救生命。我想，在我们社会中更多像您一样的好医生的声音和故事应该被大家听到。谢谢伟大的医者！愿您健康、平安！

抗抗

让人无奈又佩服的抗抗，见信好！

看了你描述的经过，从医生的角度来看，可以说是心跟着你一会儿到福州，一会儿到上海，一会儿紧张，一会儿又松了一口气。一边想像我平时凶病人一样好好教育一下你的不听话，但是看到叔叔化险为夷又发自心底地为你感到高兴。

感谢你，让一个医生看到了在医院之外所发生的、每个病人的平凡普通却又让人感动的生活。如果你不说，也许我永远不知道那些坐在我面前和我只有几分钟的缘分，甚至会说出一些莫名的"大夫我求您给我爸好好看看"的话的姑娘，到底都经历了什么。

还是先来解答你的问题。之前我和你建议过，可以由家人带着资料去就诊即可，就是因为现代医学已经和过去发生了些许变化。影像和病理报告所能提供的信息已经远远大于医生看到病人这件事，然而病人的"折腾"即使不造成身体上的影响，也会不断累积一种叫做"虚妄的期待"的感觉。恕我直言，我并不认为从化疗上，某个名医就能提出一种别人都不会的方案来，所以这种"虚妄的期待"只由你自己承担，是不是远比让你父亲陪你体验更好一些呢？

另外，是否要追求名气更大的医生？这一点我也将在我的书里详细阐述。总体来说，医生和病人的相遇是一种非常巧妙的缘分，这让我很难说你到底应该怎样选择医生，而只能从结果上来判断，你到底是幸运的还是不幸的。从外人的视角来看，"大牌老医生"的决策并没有错，他只是用最短的思路给了你毋庸置疑的结论，其实你只要照做就完全没有问题，但是可惜，他没有获取你的信任。至于"年轻医生"，他最让你感动的是，他愿意倾听你的问题，为你解答疑惑，其实在我看来，这在很多时候，和给出决策有着同样的价值。对于你来说，我也并不觉得挂一个名气大的医生的号就是一个坏的选择，你有权去选择几位医生为你的家人进行决策，并在这些决策当中进行衡量和比较，最终选择一个你真正愿意信任和认可的医生，之后让自己成为一个"傻白甜"就好。选择医疗决策大多数时候是医生的事情，而你只需要选对了人就好。

作为和你通讯的医生，我看到你的这封信，一时间也确实有些生气，心想着这次就不必回信了。既然你并不按照我的说法去做，硬要带父亲去上海，那从我的角度来看就是不信任，我又何必浪费时间？但是我看到你把心路历程分享给我，并且看到你在这样的情况下，也依旧在感谢每一位医生在一路上对你的帮助，并且愿意乐观、坚强地撑起家庭，我也被你打动了，于是给你写了这封回信。

我想说，这大概就是作为病人的情商吧，也许你就是有一种神奇的力量，能够让医生们都愿意帮助你渡过难关。也许是真诚，也许是真实，总之，我希望这就是你人生低谷的终点了，日后的每一天，都是触底反弹。

加油！

被气到又感动到的王医生

尊敬的王医生：

我总是在夜里家人睡着后，打开您给我的一封封回信，一读再读。悔恨自己的自作主张与不听劝，也感谢在这段与死神赛跑的孤独路上您的不弃与陪伴。许多病人或许与我一样，说出某些"傻话"或做一些无谓的举动时，是因为这是他们这辈子第一次如此深地与医院和医生打交道，而这第一次或许就要交付性命。我们的"痴"和"傻"大多是源于对医疗行业的不了解，以及当前社会医疗资源稀缺与就医机会不足的现实。而您的解答，让我明白了医生视角的行动逻辑。如果我早些真的"明白"，或许可以少犯许多"傻"。

最近一段时间，父亲过上了相对"安稳"的日子，规律地化疗、吃药、休养。喜欢音乐的他，还买了把葫芦丝自学了起来，我们灰色的家里开始每日响起婉转美好的曲调。曾经坚定不移的唯物论者，如今也随我母亲周周礼拜，找到了某种"依靠"。我想，也许"信"与"爱"也是良药。有时，看着父亲在桌案上练书法的身影，完全不觉得他是个病人；而有时，我看着他日益消瘦的躯干，抚摸他发黑而冰冷的手脚，又感到死神一直站在我身后。与父母的坚强乐观不同，我现在有些杯弓蛇影，母亲偶尔说腿疼或胃胀，我就紧张不已。而我自己的身体，也发出了许多不适的信号，我分不清是心理作用还是确实应该去医院做一个系统的检查。

一个成年人的崩溃，有时候可能只是因为一张体检报告。一个要照料癌症病人的家庭，再经受不了其他任何意外和风险了。亲爱

的王医生，对于如何规划体检以预防（筛查）癌症，以及还有哪些
方式可以提高一个家庭的抗癌症打击能力，您能给一些建议吗？

　　盼复。

抗抗

抗抗你好！

正如你所说，"信"与"爱"当然是良药，不仅对你的父亲来说，对你和妈妈来说更是如此。死亡看似能够把我们分开，却也有着让我们聚拢在一起的力量。我见过多年断绝关系的父子死前相聚，也见过许多久未说出口的爱与道歉。人对死亡的敬畏会超越凡世中纷纷扰扰的琐碎，能让脆弱的人拥抱在一起。

医生往往是不能谈钱的，但是在任何国家，健康与长寿都是一种被定价的商品，医疗服务无论是以怎样的形式来提供，都明里暗里标好了价码。人对于永生的愿望自古就有，然而无论是最有势力的秦始皇，还是当今最有钱的乔布斯，都一样在无奈的结局当中奋力挣扎着。

因此，作为老百姓，你只要能够给父母和自己争取到符合你家庭条件的最佳治疗方案就好了，无愧于心就是最大的善意。而且，如果你是家庭的顶梁柱，你更应该尽早规划好自己和家人的健康保障，一句话总结，就是让家庭成员的病尽可能轻（通过体检早发现、早治疗），或者患病之后的花费尽可能低（通过配置合理的保障），患病之后的就医道路更顺畅（做好医生关系的储备）。

这就需要你在每年做新年计划的时候，除了祈求一年风调雨顺、升官发财、身体健康之外，实打实地去做一些努力和付出。这些付出看似晦气，毕竟谁也不想身体好的时候去医院体检，也都不想在股市大涨的时候去购买一份永远也不想用上的保险，但这些反人性的产品，反而是你有可能把损失降到最低的办法。

无论如何，也祝贺你的家庭终于获得了短时间的安宁。这段时间或许会变得很慢，你会感知到每一分每一秒的流逝，你可能会有父母一天老似一天的悲伤，也有你的孩子每一天都有一分进步的欢喜。

没有人一生下来就知道不能用手摸钉子，但人的痛觉会帮助他尽快地认识到痛苦的来源，并且想方设法地改变。相信经历了这一切，你会更用力地去生活，更用力地去爱，也更懂得如何增加自己对于天灾人祸的防御能力。

如果有可能的话，等我的新书《病人家属，请来一下》出版之后，我送给你一本，我们一起来回忆一下在陪伴病人的这段时光，作为家属的那些酸甜苦辣。

王兴

敬爱的王医生：

　　期盼您的新书出版！作为万千病人家属的一员，每次听到医生喊我们"谈话"，既惶恐又迫切。我们这些病人家属常常私下组一个小群，传播着各种经验总结与分享，大多是为了少碰些壁，把握好珍贵的沟通时间。可是，这些流传的小经验却有很多是以讹传讹的。这样一本由专业医生撰写的科普书，于我们而言，太有价值了。

　　自父亲确诊，我们与胃癌抗争已近一年。在这漫长的一年里，是您的一封封回信不断纠正我的错误，给我勇气与方法。我在您的文字中感受到医生面对生死、疾病时理性与感性的力量。我想以信件的方式向您提最后一个问题：如果说面对死亡是人生必修的课程，作为亲人和爱人，我们应如何帮助他在生命的最后岁月，保持一种体面的、有尊严的生活？

　　这一年的抗争让我意识到，或许"孝心"的正途并不是去阻止疾病与死亡的到来（对于这些我们无能为力，应该是医生的工作），而是帮我们爱的人尽可能保持尊严，尽可能愉悦地过好当下的生活。

　　谢谢您，王医生！

愿您和您爱的人都健康、快乐！

更加淡定、勇敢的抗抗

第一章

医疗信息篇
明确思路，谋求共识

第一节　认识癌症：11 个你必须知道的科学知识

01. 癌症通识——它们到底从哪里来？

癌细胞从哪里来？

癌细胞其实离我们并不遥远，它就是我们身体的一部分。

我们人体的细胞每天都进行着一组相似的工作，就是不断地分裂，以及不断地死亡。新生的细胞取代旧细胞的位置，让人体像一个机器一样运转。口腔或者胃黏膜的细胞，大约 5—7 天左右就可以完全更新一代；骨细胞，完全更新大约需要 7 年的时间。所有的细胞按照自然规律更迭着，才能让机体始终保持着最佳的状态。

为什么细胞不能一直存活？

因为细胞的基因组本身就存在缺陷，会随着分裂次数的增加而失去优秀的编码能力，之后人体内的监察机构——免疫系统就会发现它们，并勒令它们下岗，让更加健康的细胞投入到人体的建设中来。

随着几万亿次的分裂，总会有几个细胞不听话，分裂成畸形的细胞，而它们会很轻易地被免疫系统清除掉。但是随着人类寿命的不断增加，分裂次数无限地增加，总会有一两个细胞获得了不死的能力，且从样貌外观上和正常的细胞没两样，恰好躲过免疫系统的追捕，在一个僻静的角落里安静地活了下来。

等它繁殖到足够大的时候，即使免疫系统发现了它，也对它无能为力了。这个家族开始不断地开枝散叶，首先开始掠夺周围的正常空间，作为自己孩子的食物，这就叫做肿瘤的"侵袭"，之后开始向人体的各个部位输送自己的孩子，这就叫做肿瘤的"转移"。

那么……

02. 肿瘤为什么难治疗？

我们可以把肿瘤的形成形容为一场演化的过程，这场演化就发生在一个人的身体当中。每个正常的细胞都有一定的几率发生突变，所以，活得越久，分裂得越多，突变的次数也越多；经受的外来刺激越多（抽烟、饮酒），细胞损伤就越多，于是，我们会发现，老年人患癌几率最大。有不良生活习惯的人，有各种毒物、放射线接触史的人，患癌几率也大。

肿瘤细胞是一种变异细胞，它拥有无穷的分裂能力，但是丧失了分化能力，也就是说，这种细胞只能一分二、二分四，长成一团瘤子，而不能像我们人体正常的细胞那样，有一些组成眼睛，有一些组成皮肤。肿瘤细胞甚至摆脱了机体的调控，用机体的养料供给肿瘤，使之不断分裂。

肿瘤没有智慧，它只是有着超强的生命力，同一个肿瘤当中，每一个细胞恨不得都不完全一样，这样就能够保证在任何打击——例如化疗、放疗等——之下依然存活。肿瘤当中总有一部分细胞有着天然的抵抗能力，能够在恶劣的环境下生存下去。所以，肿瘤的治疗才极为困难。

03. 癌症会遗传吗？

我们都知道，癌症是环境和遗传因素共同作用的结果。有些病人会说，基因好，抽烟喝酒照样没问题；基因不好，生活习惯再健康也难逃癌症。诚然，遗传因素在肿瘤的发病当中起着关键的作用。

但是，当代医学仍然有太多的事情没有闹明白，我们只研究发现了一系列癌症基因谱，例如林奇综合征、家族性结肠息肉病等，会使病人在非常年轻的时候就患癌。也有例如安吉丽娜·朱莉这样的女明星，在基因检测的时候发现乳腺癌易感基因 BRCA 基因突变，这些都是我们通过研究能够明确的遗传因素。在未来，随着基因检测的不断普及，我们能够发现的家族性癌症基因会越来越多，也能让更多人通过了解自己的基因信息，从而获得更准确的医疗建议。

理论上讲，遗传性的致癌因素分为以下这两种：

刹车：也就是无论何种原因导致的癌变，当人体缺失了某种刹车机制，会使这些癌变的细胞一往无前地朝着恶性的路越走越远。这种刹车机制一般被称为"抑癌基因"。

油门：当人体内某种致癌的油门被踩下时，车便会朝着某一个癌变的道路走下去。这些油门一般是比较明确的"致癌基因"。

我们要知道的是，如果家里有过癌症病人，那么其他亲人在他的发病年龄 5—10 年之前就要开始做系统的体检。你不能预防癌症的发生，但至少能够提前发现癌症，让自己获得最有效的治疗。

04. 癌症发生的时候，有什么预警症状吗？

网上有各种各样的说法，好像患癌总有一些先兆，例如"很久不生病就容易得癌"这种无稽之谈。首先，不要迷信这些症状。之所以我国的癌症病人在发现的时候大多数就已经到了疾病的晚期，正是因为大部分的癌症在早期是没有任何症状的。

有的家属会哭着和我说，老爸平时什么毛病都没有，连咳嗽都很少有，怎么会是食管癌晚期呢，是不是我们查错了。事实上，食管是一类可以舒张的管道器官，一般情况下，就算堵了 30%—50%，食物还是有可能通过的，不会引起任何的哽咽症状；当食管癌进一步长大，堵塞 50%—70% 以后，吃硬的东西才会稍费劲，但这个时候，就已经失去了手术的机会。

那么，有哪些症状我们需要注意呢？

不明原因的体重减轻

老年人如果体重突然减轻，但是近期并没有规律的运动、控制饮食等行为的话，一定要警惕肿瘤的可能性。

大便完，常回头看看

自己的便，离开了自己，怎么也别忘了回头看看。大便的颜色是否变黑、带血，是否变细，是否偶尔有腹泻、便秘交替的情况出现。这都有可能提示你的肠道内长出了新东西。

长期规律性的发热

如果有长期的发热，最有可能的是肺炎或者结核病等感染性疾病。但是，在充分的休息、等待，甚至抗生素的治疗之后仍然存在发热现象，那么是时候去医院查一查了。

任何症状的频率和强度增加

咳嗽、腰痛、乏力这些症状的任何一种，越来越严重的时候，你都需要到医院做一套详细的体检。也许早一点发现疾病，就改变了你乃至你的家庭未来的轨迹。

05. 癌症的发生将成为一个常态

近期美国最高法院发出公告，金斯伯格大法官因转移性胰腺癌的并发症去世，享年 87 岁。这位一生致力于美国女性平权运动的、铁娘子一般的人物的离世，让我把激烈的中美关系暂时先放在一边，为她的人生默默喝彩。

我们似乎总在不断地听到身边人患癌的消息，过去经常会是这样的反应："啊？！他怎么会……"

但王医生今天要说的是，从癌症的发病率和在中国增长的趋势来看，未来我们很可能把患癌当做一件更加平常的事情。我们的反应可能会是："哦，他也……是什么癌？第 1 次得么？"

癌症的发病率没有显著变化，但是一生患癌率在增加。

正常人的癌症发病率大概是每年 3/1000，并且这个数字会随着年龄的增加，在 50 岁—70 岁之间达到发病率的高峰。所以，对目前的美国人来说，一生的患癌率大概是男性 40%，女性 30%，也就是超过 1/3 的人口，一生当中至少会患 1 次癌。请注意，我说的是患癌，而并不是生命终止于癌症。美国的体检普及率和体检意识很高，因此大部分癌症病人也许只是进行了一个简单的切除手术，就能从此告别这个疾病。

美国曾经有过一个研究，给因车祸死亡的老年男性进行尸检，结果非常惊人，20% 以上的死者身上都发现了前列腺癌的存在。这个疾病在老年人当中发展非常缓慢，很多人终其一生也没有因为前列腺癌的转移去世。因此如果增加体检手段，也许患癌的比例会比现在还要高。

"发达国家的人一生能够多次患癌，而我国的国民通常只能得 1 次。"这是一种很奇怪的观点，但也是事实。在日本，你会发现很多女性非常长寿，90 多岁不是什么稀罕事。更重要的是，在这些 90 多岁的女性当中，相当比例的人一生当中都患癌 2 次以上。反观我国，你可以回想一下你的亲戚朋友，有多少人一生能患 2 次癌。这代表着日本人更容易得癌么？不是的。人的寿命长是癌症发病的最重要因素，长寿带来的副作用就是患癌。其次，日本也是一个非常注重体检的国家，这就导致很多病人在患第 1 次癌的时候能够治愈，让他们获得"患第 2 次癌"的机会。而我国大部分病人在得第 1 次癌的时候就不是早期，因此生命就终止于第 1 次，哪还有机会去得第 2 次？

中国的早期癌症病人比例不超过 15%，绝大多数病人一经检查出就是中晚期，而且绝大多数病人在发病前的一两年内都没有做过系统的体检。很多家属最痛苦的就是，如果头两年不是给父母买个车，而是花 1000 元带父母做个体检，该多好。孝心用错了地方，真是太过可惜。

我们无法理解癌症成为常态，正如上个世纪的人从不期待能活到 80 多岁。长寿是社会演化的一个标志，但同时也带来了太多副产品。日本有一本著名的科幻小说叫做《百年法》，讲的是人们在未来某个时刻发明了某个神奇的病毒，注射病毒之后，人可以一直活着，不会衰老。这导致全日本的人蜂拥而上，注射病毒，结果却发现整个社会的伦理、人际关系、社会运转受到了长寿的巨大威胁。

对我个人而言，长寿不是最重要的，在生命有限的长度内高质量地生活，已经是生命的奇迹了。你与其总是认为癌症的发生是千万分之一的不幸的、倒霉的分裂失败的细胞造成的，不如换一个角度想一下，每个细胞的亿万级别的 DNA 碱基能够一个一个地配对成功，每个细胞都逃避掉所有的癌变危机才能顺利地正确复制，只要有一步走错就有可能带领人走向毁灭的深渊，这些细胞能够正确地分裂，是多么幸运的一件事情。

所以我们要逐渐接受，得癌不是什么末日，而只是我们身体的零件不好使的一种信号，我们可以通过很多方法来修正这些零件。但是对于衰老，我们目前能做的还依然太少。接受衰老和死亡，本身就是每个生命要用一生来修炼的觉悟。

06. "基因检测"到底要不要做？

王医生最近被问到得最多的问题就是："医生建议我做个基因检测，但是不便宜，而且要自费，医生让我自己决定，说做不做都行。您看我要不要做？"

这是个很复杂的问题，但我们只需要问自己三个问题，就能得到属于自己的答案。

第一个问题：你是一个正在接受癌症治疗的病人吗？

如果你是正在接受癌症治疗的病人，有一些特殊的癌症，例如乳腺癌、淋巴瘤、肺癌等，靶向治疗是非常有效的治疗方法。但是只有癌细胞上面存在相应的基因突变的靶点，靶向治疗才能起效，所以基因检测对这些癌症病人而言十分有必要。

基因检测其实有两种方法。

第一种是 PCR 法。相对比较便宜而且能够报销，缺点是只能检测几个常见的位点，例如 EGFR。EGFR 突变大概占目前肺癌突变率的 90%，所以通常来说，只采用 PCR 法检测 EGFR 就足够了。

第二种是二代测序法，我们也叫做 NGS。它可以大规模地用一份标本检测多个基因的突变，甚至能够检测组织液和血液里的循环肿瘤细胞的突变。缺点就是比较昂贵，测 7 个基因需要 3000 元—5000 元，100 个以上的全基因组测序大概需要 1.5 万元。

第二个问题：你有以下这些情况吗？有的话可以考虑二代测序法。

1. 常规的基因检测没有发现突变，但是也有治疗意愿和经济基础，想看是否存在罕见的突变位点。

2. 进行靶向治疗之后出现耐药，进行基因检测可探查有无耐药基因突变的出现，看是否有可能进行靶向治疗的更换。

3. 经济基础非常好，也就是非常有钱，希望知道目前自己所有可能的基因突变位点，一步到位。

我认为大部分病人进行 PCR 法基因检测就够了，有需要的情况下再逐步进行更多更深入的检测，这样并不会耽误治疗的时间。

第三个问题：有癌症家族史吗？

理论上讲，有家族史的人群患癌的风险更高。假如你不是一个病人，目前身体无恙，但你希望用基因检测的方法来判断自己是否属于癌症高发人群，这样的情况下你也可以用基因检测来评估患癌的风险。

现有的基因检测，大部分人得到的报告上会写：你患结肠癌的概率比正常人高 20%，患肺癌的概率比正常人高 30%，等等。王医生建议你，如果风险不超过 2—3 倍，大可不必在意，毕竟你也无法做什么来改变。另外，正常人的患癌概率大概是 4/1000，增加

20% 也就是从 4/1000 变成 4.8/1000，对个人来说差别并不大。但如果风险超过 2—3 倍，你就需要增加体检的频率和深度了。举个例子，假如你的基因检测提示你患结肠癌的风险比正常人高 5 倍的话，那么你需要从 45 岁开始每 5 年进行一次肠镜检查，不要存有侥幸心理。而如果你的家人是 45 岁患结肠癌的话，你就需要从 35 岁开始进行肠镜检查，让自己能够在早期就把癌症扼杀在摇篮里。

07. 癌症能治愈吗？

这个问题，无数人问起过。这里要给大家介绍一个概念——5 年生存率。

Q：什么叫 5 年生存率？我们家老人的肺癌是 IA 期，我在网上查，它写的是 5 年生存率 90%，是说最多也就能多活 5 年吗？

A：不是的，5 年生存率是我们客观地评价一个肿瘤治愈率的方法。无论如何，医生总要拿出一个指标来评价肿瘤治好的几率有多大，所以科学家们想来想去，觉得能活到 5 年的概率是最好的指标。

Q：为什么是 5 年？

A：因为科学家们发现，当人切除肿瘤活到 5 年之后，再因肿瘤复发转移而去世的几率就大大降低了，可以说只要手术后能活 5 年，大部分人这一辈子就再也不会有同一种肿瘤的烦恼了。

Q：那为什么不是以 10 年作为标准呢？如果能活过 10 年，是不是意味着未来更加不会得肿瘤了？

A：您理解得很对，现在一些治愈率很高的肿瘤，例如乳腺癌，也开始将 10 年生存率作为判断肿瘤治愈率的标准。这是因为 5 年的生存率，各个分期几乎都趋近于 90% 以上。但是我们依然愿意用 5 年的原因，是因为我们要给病人信心，就像爬山的时候，我们告诉病人，还有 1 公里就要到顶了！让病人心存希望，这样才会更有动力、更有信心地走下去，而不是从一开始就饱受煎熬，心想什么时候才能熬过 10 年呢。

Q：那 5 年之后，病人还需要再复查吗？

A：仍然需要，我们认为肿瘤病人再次得同种肿瘤，或者得其他肿瘤的风险还是比常人要高一些，因此肿瘤病人要进行体检，尽早发现疾病。要相信任何疾病在早期都有很多办法可以处理，而一旦让癌细胞脱离控制，就会让治疗陷入十分被动的境地。

Q：也就是说，癌症真的是可以治愈的？

A：那当然。对于能做手术的人来说，他们有相当大的机会可以告别肺癌，而对于部分晚期病人来说，用现在先进的靶向药物，依然有人把瘤子活生生地吃药吃没了。这些都不是医生忽悠人的，是我干了这么多年，一个一个病人地看过来，一个一个亲眼所见的事实。

Q：那我就告诉老人，他有 90% 的机会可以治愈这个疾病就好了。

A：不，千万不要这么说。健康人有时无法理解肿瘤病人内心的那份恐惧，有病人私下告诉过我，哪怕告诉他只有 5% 的几率复发，夜深人静的时候，他总会想自己是不是就是那个不幸的 5%。每次复查的时候，也都提心吊胆地认为自己这次可能在劫难逃。其实只要和病人说："妈妈，医生说您这已经治愈了，咱们以后定期复查是为了让医生看看咱们恢复得如何。"这就够了。数字的事情不要多提，它容易让病人敏感。

5年生存率

手术是唯一能够谈论 5 年生存率的治疗方式。但是为什么网上会有很多反对意见呢？例如，一些病人家属会说："花了 40 多万，结果把人治死了！"

确实，手术有很高的风险，我们外科大夫形容其为鲤鱼跃龙门，跃过这个坎可能会有一片明朗的未来，但是也有很少一部分病人会因为手术的各种并发症出现危险，这也是医生最不愿意看到的。但是这种风险多数情况下是可控的，无论是出血还是感染，大型的医院都会做比较全面的准备，所以我们最担心的就是一些机构夸大了手术的风险，病人家属被误导，导致他们不肯接受手术而去吃那些奇怪的保健品，最终耽误了手术的时机。

人就是这样一种奇怪的动物，我们并不会因为知道得越多而恐惧越少，反而会因为懂得越多而越发害怕。我有时候会奉劝我的病人和家属，难得糊涂！保持宁静的内心幸福地生活，才能活成你最希望的样子。癌症是可以治愈的，但是更需要被治愈的，是我们被"癌症"这个词打击的心灵。不要因为得了癌症就放弃自己，要努力把生活本来的样子用力活出来，在重获新生的时候可以自豪地说："我'得过'癌症，但我战胜了它！"

08. 女性肺癌病人越来越多，原因是你想不到的

对于癌症病人人群的特征变化，作为医生，我有一些与众不同的感受。比如过去学医，包括实习的时候，我们所看到的肺癌病人大多数都是男性。这些人通常是多年烟龄的"老烟枪"，手术的时候，会看到他们的肺已经被烟熏成了焦黑色，而肿瘤大多数都在气管的开口处长成菜花的模样，非常可怕。

但是这些年来，我们发现女性肺癌病人却越来越多。她们通常并没有吸烟史，肺部的颜色也很粉嫩，里面的结节也大多是非常小的病灶，切除之后效果极好，甚至绝大多数病人都不会再出现复发或者转移的情况。

为什么肺癌越来越喜欢攻击女性了呢？下面，我就从女性患肺癌的三种高发原因来进行解释。

排名第 3 位：你想不到的厨房油烟

很多人都会觉得 PM2.5 是癌症的罪魁祸首，但从数据上看，

PM2.5 的浓度持续升高并不会带来肺癌风险的进一步累积。大量数据表明，厨房油烟也许才是女性患肺癌的重要原因。厨房油烟当中含有很多食物油炸之后的产物，这些蛋白质和纤维素的废物当中就包含很多致癌物质。正常的情况下，这些废物致癌的可能性较低，但是日积月累，致癌的风险也会逐步增加。

女性之所以受到厨房油烟的伤害如此之大，也是因为她们在烹饪时常常不打开抽油烟机。这种行为的原因，是因为很多女性要独自照顾孩子，抽油烟机打开时的巨大声响会让她们无法及时观测到孩子的动静。比如说在日本，就有相当一部分女性癌症病人是肺癌。与日本同处东亚，并且生活习惯非常相似的我们，在生活水平发展到相近水平的时候，也可能会出现同样的问题。

排名第 2 位：不只是可怕的二手烟

二手烟是众所周知的致癌因素，对女性来说更是最常见的肺癌原因之一。烟草中含有的焦油和尼古丁是公认的致癌物质，烟草也早已被世界卫生组织列为一类致癌物。不抽烟的女性病人的肺，对于这些有害物质往往更加敏感，同样的有害情况下更容易发生癌变。

不只是可怕的二手烟，很少有人知道的三手烟也同样是需要注意的一个问题。三手烟主要是指烟草燃烧之后，有害物质附着在沙发、衣物等上面，它会对人体造成持续的损害。这些浓度很低的致癌物质对于吸烟的男性可以说是虱子多了不怕痒，对人体致癌所增加的风险可以被忽略，但是对于女性和孩子来说，日积月累被损害也是一件非常可怕的事情。

排名第1位：寿命延长，体检意识增强

这其实是最主要的原因，它对女性肺癌的贡献远远多过另外两种。究其本质，癌症属于老年疾病，和高血压、糖尿病、冠心病一样，属于人类常见的死亡原因，是组织细胞老化之后的病理反应。

肺部作为人体内非常庞大且重要的器官，长期处于各种空气的浸润之下，无数次的呼吸会对肺部进行持续的损害。当人类的寿命延长到80岁以上时，终有一处的肺上皮细胞会发生变异，最终成为肺癌。

不幸之中仍然有万幸，目前女性的肺癌虽然越来越多了，但大多数病人得的都是腺癌，而且多在早期，因此治疗的效果非常好。因此，女性朋友们不用过于担心，注意做好定期体检，保护好自己的肺健康就可以了。

09.3 分钟看懂病理报告的秘诀在这里

病理报告通常是由医生来解读的，但病人和家属同样也能从中读到不少信息，今天我们就从报告中常见的三个部分来快速看懂你的病理报告。

首先来看一份常见的病理报告，见下图：

各地各级医院病理报告版式、细节可能会有略微不同，但基本都包括了以下三点：1）肉眼所见；2）光镜／镜下所见；3）病理诊断。其中肉眼所见和病理诊断能够提供给病人最多的信息，我们看的时临床诊断：

肉眼所见：
> 左肺下叶切除标本：肺叶大小21*7.5*3.5cm，支气管断端直径
> 1.5cm，距支气管切缘3cm，胸膜下见一肿块，大小约2*1.3*1cm，肿

镜下所见：
> 肿瘤紧邻肺胸膜，可见气腔播散。小脉管内查见癌栓，未见明确神经
> 累犯。

病理诊断：
> （左肺下叶）浸润性腺癌，腺泡为主型（腺泡占50%，乳头30%，微乳
> 头15%，贴壁5%），肿瘤大小：2*1.3*1cm，紧邻肺胸膜，可见气腔播
> 散。小脉管内查见癌栓，未见明确神经累犯。
>   支气管切缘未见癌累及。
>   肺门淋巴结未见癌转移（0/5）。
> 免疫组化结果：AE1/AE3（+），CK7（+），TTF-1（+），Napsin-A
> （+），P63（-），P53（+），Ki67（10%+），EGFR（+）。

免疫组化：

候也主要把握这些重点。

1. 肉眼所见

肉眼所见，顾名思义就是病理医生单纯用肉眼看见的部分，没有借助显微镜。

在这个部分，我们能看到的并掌握的信息有：

① 切除的肺叶以及肿物的大小（厘米）。

② 标本含有多少件。

这些数字标注的是这次病理活检总共有多少件标本（病变部分以及清扫的淋巴结等），数量会和医生的手术记录以及护士的手术

记录吻合，保证手术安全。

③肿瘤的位置。

④肿瘤是否侵犯其他器官。

由于病理医生需要在这些肉眼看上去像"肿瘤"的部分取材用显微镜观察，因此取材这部分很关键。如果取的不是肿瘤的部位，后期用显微镜看不到瘤子，就有可能出现误诊的情况。

2. 光镜 / 镜下所见

用肉眼看罢，当然也要用显微镜再看。这部分的信息对病人来说意义不大，但在医生眼里就是"呈堂证供"了。

"光镜 / 镜下所见"显示在报告上一般是一张彩色图片。

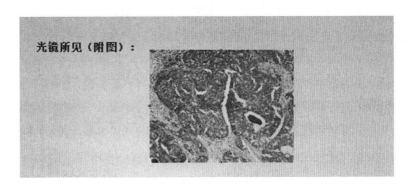

光镜所见（附图）：

3. 病理诊断

这部分信息较多，病人能看懂并得到的信息也更多，主要分为以下几个方面：

①确认肿瘤的生长方式，或叫病理亚型。检查结果医生会跟我们进一步解释。一般来说，贴壁型、腺泡和乳头型预后较好，而微

乳头、实性型预后略差。

②确认是否有累及胸膜或叫做胸膜侵犯／牵连。如果有侵犯，分期可能会从 T1 升级到 T2（详细解说在第一章第四节），但大家不要担心，这不是转移或晚期的意思。

③确认是否有癌栓或神经侵犯。如果有癌栓和神经侵犯，意味着肿瘤已经开始有微观下向外侵犯的倾向了，预后相对较差，建议去胸内科进一步治疗，例如辅助化疗。

④确认淋巴结部位是否转移。肺部淋巴结作为肺癌的防御哨所，如果有若干侵犯，意味着这里已经被攻破，疾病分期也会随着淋巴结侵犯而升高。因此如果淋巴结有侵犯，除了手术外，可能还需要辅助化疗或放疗，但并不意味着就是肺癌晚期。

⑤确认支气管、血管是否切干净了，是否有残留。如果未见癌，那说明切得很干净；如果有残留，则可能需要进一步的化疗或放疗。

⑥有时病理医生还会给出一个分期，该分期供参考，病人的最终分期一般以出院诊断报告第一页为准，后续的治疗方式也会以此做主要参照。

⑦免疫组化结果。对于肺癌病人来说，目前最有意义的就是看 ALK 的阴性或阳性结果，如果为阳性，则显示之后的治疗可以使用 ALK 靶向药物。

病理报告与后续治疗息息相关，但无论是哪一种结果，相信医生都有足够的经验来与你共同面对。

手术到底有多少的比例能够治愈肿瘤，最关键的是要看手术后的病理分期。

你知道手术后的标本会怎么处理吗？它们并不是被扔掉，而是要送到一个叫做病理科的地方，进行病理检测。病理检测有两个目的：一个是明确病变的性质，是什么癌，具体是什么分型，有没有一些会导致复发的高危因素；第二个目的是明确病变的分期，是早期、中期还是偏晚期。

有些朋友会问，手术前不是已经知道分期了吗？那个实际上叫做临床分期，而病理分期才是最终的金标准。只有在显微镜底下，我们才能看到病变具体的浸润深度，我们在手术当中清扫的淋巴结到底有没有癌细胞转移。

现在手术结束之后，我们已经不像以前一样拿着一个盆子装着肿瘤就去给家属看了，而是给家属看一下手术当中标本的照片。其实这些对于家属来说都不重要，家属只要关注手术后大概1—2周时间出的病理报告，看看肿瘤有没有切除干净，未来要不要做巩固的放疗、化疗，病人预期的治愈率是多少，基本就一目了然了。

10. 中药到底能不能治疗肿瘤？

不夸张地说，中医药在我国病人的心目当中有着十分重要的地位。来门诊的病人当中，有一多半的病人会问起，能不能吃点儿中药。

中医理解的肿瘤虽然历史也很悠久，但是大多数都是体表的肿物，《诸病源候论》记载：

瘤者,皮肉中忽肿起,初梅李大,渐长大,不痛不痒……

这段话是说，肿瘤是逐渐长大的，没有痛痒症状，经过较长时间以后，可能长得很大，不能消退。另外，中医学对乳癌的论述，历代的资料也有很多，例如1617年的《外科正宗》对乳癌的描述尤其具体，书中说乳癌起初像豆子、棋子大小的时候，可能两三年没有痛痒；渐渐长大以后出现持续性疼痛；再发展的时候好像许多栗子堆在一起，患病的部位会逐渐地变色、溃烂、发臭，凹陷的部位像岩穴，凸起的部位像莲子；以后甚至发生钻心一样的疼痛。到身体出现衰竭的时候，就很难治好了。

这说明在古代，人们也是能认识到一部分肿瘤的存在的，但通常是以容易发现的体表肿物为主，毕竟在那个时代缺乏对人体内部脏器的认识。由于麻醉的能力有限，因此对"手术切除"也做得并不多。除此之外，对于一些抽象的"肿瘤"也没法理解，如白血病这类全身弥漫生长但却没有实体成分的肿瘤记载是极少的。

中医真正治疗肿瘤的经验其实并不多，大多数还是以缓解症状为主，例如肿瘤导致了便血，那么通过云南白药、炭灰这些药物止血；又例如肿瘤导致的肠梗阻，通过一些通便药物有时似乎能一定程度上缓解这些症状，等等。但实际上要通过药物根治肿瘤，对于中医来说，似乎并不是一件得心应手、经验丰富的工作。

因此总体来说，中药治疗肿瘤的历史，真正正经、有系统地进行并且通过病人"到底能不能活得更久"这件事来判断，而不是通过"是不是吃完了药更舒服"来判断是不是治疗有效，可能并没有几十年的时间。因此用中医的几千年积淀来形容它对肿瘤的对抗作用是不科学的。

我治疗过很多中医学者，他们自己甚至家人都是中医出身。但如果得了肺癌，他们也首先选择看西医。为什么呢？因为他们自己也没见过用中药治愈肿瘤的案例，即使有，也可能是大家茶余饭后的谈资。谁也不愿意拿自己的生命去经历别人的个案，还是期望有更好的治疗方法；特别是当你知道手术存在90%的治愈率的时候，你就不会贸贸然选择吃中药了吧？

毕竟，活着就是硬道理！

假设我们治疗了之后，一个病人可以5年、10年甚至一辈子活着，这个治疗方法就是有效的。如果发现有一种新的治疗方法可以让病人有机会多活半年，那么这种新的治疗方法就可以取代之前现有的方法，这就是医疗的进步。我们总需要拿一种指标来衡量治疗的价值，对于肿瘤，也就是癌症来说，生存就是第一要义！

相信我，看了这么多病人，我甚至见过做了2个周期化疗，把晚期的瘤子化没了的；我也见过全肺转移的病人，吃靶向药吃没了肿瘤的。尽管这两种几率都没有想象的那么多，但我都亲眼见过。但是行医这么多年来，我从来没有见过明确的恶性肿瘤，没有经过任何西医治疗而单纯靠吃中药吃没的。

11. 为什么说手术是治愈肿瘤唯一的机会？

我做住院医生的时候还在跟主任的门诊，有一次发生的事情我印象很深。你知道，外科门诊和内科门诊不太一样，外科门诊的目的就是要把那些能做手术的病人筛选出来。那次，一个病人家属立马就跪下磕头求主任做手术，但是他家人的病期很晚了，再怎么求我们也没有办法做。他刚悲伤地离开，后一个病人病期很早，我们建议手术，但是病人问："啊，还需要开刀啊？"问能不能吃药不开刀，还说邻居就是医生，他说可以不用手术，吃吃药结节就能消掉。我们真哭笑不得，病人出去之后我和主任感慨，说人的命真是不一样，有人想开刀还开不了，有人明明能开刀却对医生不信任。

为什么说手术是治愈肿瘤唯一的机会呢？

大家都了解，癌细胞是可以不断演化的，我们用的任何治疗，比如化疗、放疗、靶向治疗等，都可能杀灭大部分的癌细胞，但是总有一些会顽强地活下来，再不停地分裂，最终活下来的癌细胞都会出现一定的耐药性。

中国大部分老百姓都知道，癌症早期，只要把它完整地切掉，就有治愈的机会，这一点已经被我国民众接受了。我对这一点也有深刻的体会。我们也有一些地方医院的支援任务，我们会发现地方医院的癌症治疗是十分落后的，观念更是陈旧。支援最开始的一两年，可能一两周才会有一台手术可以做，但是过了两三年之后，那些活着的病人就是我们最好的口碑，一传十，十传百，现在每周做手术的都至少有十几个人。

除了手术之外，其他治疗也同样重要，虽然能治愈的人是极少的，但是化疗、放疗等，能够把不能手术的病人转化为能够手术的病人。我们手术后会复查每个病人切除之后的病理结果。

有一次我发现一个食管癌化疗后的病人，术后病理报告显示是CR，也就是 complete remission（完全缓解），他化疗前的食管肿瘤可有四五厘米长，但是化疗后发现瘤子都消失了，被化疗打没了。这样的话，我们再把这个肿瘤的残根去除就好了。这个病人我一直随访，到现在 8 年多了，还活得好好的。

所以你能想到的，医生都已经想到过了，但是手术治疗毕竟只是一种治疗方式，风险更高，获益更高而已。

祝福每一个病人术后都能够平安康复。

中国的癌症地图

1. 从区域看，肺癌全国都是高发地，也是男性排名第一的恶性肿瘤，但是东北和西南更突出，例如黑龙江、吉林、辽宁、云南。东北和云南的矿产业比较集中，污染的空气让大量致癌物质侵蚀人们的肺部，诱发癌症。当然，诱发肺癌，罪魁祸首依旧是吸烟，控烟、早筛是预防的主要手段。

2. 肝癌高发地区集中在沿海一代、内蒙古及东北。沿海地区易感染病毒性肝炎，潮湿炎热的气候有利于黄曲霉素滋生，易引发肝癌；对东北人来说，爱喝酒是导致肝癌的一个重要诱因。

3. 食管癌高发地在河南、河北、山西，主因是营养不良、土壤当中缺乏硒元素等。

4. 广东的鼻咽癌和喜食咸鱼相关。

5. 山东及江苏沿海一代是胃癌高发地。从地区的分布来看，问题都出在饮食上，共同点是长时间食用盐渍的食品，如肉类腌制品、咸鱼、腌制蔬菜和海产品等。

6. 甲状腺癌和乳腺癌在全国所有城市都高发，而且都以年轻女性为主。但值得庆幸的是，这两种癌症的治愈率现阶段都比较高。

7. 口腔癌好发于海南等地，和嚼槟榔的关系非常密切，嚼槟榔同时配合吸烟，对人体的损伤则更大。前阵子国家叫停了槟榔的广告，正是因为其可能的致癌作用。

8. 另一大女性高发癌症是宫颈癌，主要集中在相对贫困的中西部地区，农村发病率高于城市，山区高于平原。这主要是由于卫生条件较差地区不洁的性接触导致的。

地理位置本身不能成为癌症发病的原因，地域背后隐藏的生活环境和生活习惯的差异，才是导致癌症发病差异的真正原因。

地域差异的本质是环境因素和生活习惯因素的合力，因此在这些地区的人要格外注意纠正高危的环境因素，同时更要注意生活方式的改进，例如食管癌高发的区域要更加注意不要喝烫茶，肺癌高发区更要注意戒烟等，只有阻断这种合力，并且更加注意保持健康的生活方式，来提供一些正向的作用，才能有效地让自己离癌症更远一些。

那么有一个问题，对于"北漂""上漂"来说，癌症的发生会不会出现变化呢？有人问："河南是食管癌高发区，那么一个河南人到南方生活工作，到底会不会就不得癌？"研究表明，人口的迁移第一代的某癌症发病率，和人的原住地更接近，但是他的孙子一代甚至再下一代的发病率会越来越接近于当地，这也正是环境和遗传共同作用的结果。

但这也提醒我们，既然环境和基因目前都是我们不能直接改变的，我们唯一能做的事情，就是改变生活习惯。说实话，做肿瘤科大夫科普的价值很大，但是对个人的帮助是有限的，有时候很难说你做什么和不做什么，就一定会有怎样的结果，但是如果你能够加以注意，很多人的结局会很不一样。

举个例子，比如我有一个朋友，她妈妈一直生活在农村，早年的时候说是宫颈糜烂，但这几年她妈妈一直怕花钱不去体检，做女儿的也劝不动，最后发现的时候已经是宫颈癌晚期了。如果作为儿女当时能够多想一点点，自己对号入座看看妈妈是不是有生活和遗传上的高危因素，早一点做体检的话，可能结局就完全不一样。很多时候你的一个想法，会改变你和家人的人生轨迹。

第二节　作为家属，该如何获取医疗知识和信息

互联网就是这样神奇的一个东西，你总觉得互联网是一大群人的集合体，你可以在上面获取亿万的信息，好像你真的拿到了哆啦A梦的任意门，你想去哪里就去哪里，想看什么就看什么。然而在我看来，互联网越来越像一个人，没错，只是一个人而已，因为病人最常说的那句"我看网上说……"，那个"网上"说的都特别地一致。

病人："大夫，我听说这个靶向药不能这么吃，而应该……"

我："是不是要三种岔开吃？不要等耐药之后再换药，要一直换着吃才不容易耐药？"

病人："大夫你咋知道？"

我："网上说的呗。"

病人："大夫，你看我这四五年也没有感冒过了，我……"

我 ："你是不是还经常四五点钟早醒？"

病人："对对，您也知道啊，网上都说这是肺癌的先兆。"

我 ："没错，我也听'网上'这么说的。"

所以在我看来，互联网其实不只充斥着一大堆谣言，更可怕的是，如果不加阻拦的话，一条谣言可以永远传播下去，而我们之所以做科普，就是要尽可能中断它的传播，才有可能挽救一个人。

01. 为什么现代的人知识水平高了，但是被骗的反而更多了？

在过去，医生是病人获取信息的唯一来源，当你家人生病的时候，你会问他："医生怎么说？"但是现在已经完全不是这样了，特别是很多年轻、有知识储备和求知能力的病人家属群体，他们对于知识有着更高的需求。但是，必须要承认隔行如隔山，同样作为医生，不是我这个专业的疾病，我也是需要先说一句："别着急，等我先问问这个专业的医生。"并不是说你是博士，或者你懂一些英文，你就一定可以解读你完全陌生的医学领域。

有一天，我一大早被一条惊人的微信推送叫醒，题目叫做《Science 子刊：压力可激活癌细胞，请轻松生活》。我就在想，难道真的有证据证明之前的无稽之谈了？我赶紧点开看了看，才发现真相原来如此让人无语。我们不用恶意去揣度其他人的用心，我们试着用善意去理解这一切。因为这篇顶级期刊 Science 子刊原文的题目是：Chronic stress hormones may promote resistance to EGFR inhibitors in lung cancer patients。学过医学的朋友们可能知道，stress 在医学课本当中被翻译成"应激"而非"压力"。应激的范畴要更广泛一些，也就是我们中国人讲的"大喜大悲"，这两个极端都算；而压力只代表负面的方面，而且还只是一小部分。

这篇科普推文的作者把所有的 stress 全部翻译成"压力"之后，再用各种实验来解释。例如压力可以导致压力分子 IL-6 的增加，从而刺激癌变，等等。最可怕的是，这篇文章的题目当中还加了一句文章根本没提到的事情，就是"请轻松生活"。

科学是严谨的，原文只提到了这是一个实验，实验证明了慢性的应激可以使 IL-6 增加，IL-6 会促进癌变，但是并不能得到一个肯定的结论，说慢性的应激可以促进癌变。慢性应激如何在临床上界定，如何缓解才有效，这些话题都需要后续用更确切的临床试验去验证，这都不是这篇文章能够被解读出来的。

我有一天看到同事在疯狂吃西蓝花，一问才知道，网上说吃西蓝花可以治疗哮喘。我去美国医学文摘数据库上查了两个多小时，搜索了几十篇高分的文章。什么和什么啊！人家只是在做研究，说西蓝花产生萝卜硫素，萝卜硫素是个好东西，能缓解哮喘，于是网上便开始说西蓝花能治疗哮喘。哪里的答案都如出一辙，始作俑者早不知去向。

但是这个研究有个根本的逻辑需要我们理解，好东西里面的好东西未必能够达到好效果啊！吃多少西蓝花才能达到合适的剂量？

多吃会不会有不好的影响？这些基础研究只能提供一种可能性，最终还是要回归到临床试验当中才有机会去证实。

而 2016 年 9 月发表在 *J Allergy Clin Immunol Pract* 的随机对照研究就给了我们一份非常准确的答卷。所谓随机对照研究，就是一部分人吃西蓝花芽，另外一部分人吃苜蓿芽（作为对照组），最后发现，两组人之间的呼吸道敏感性，毫无差别！

网上的信息，就是利用信息不对等，在你没有时间和能力去了解全方位的信息时，只给你看一部分信息来误导你。这不是你的问题，但却是你需要时刻警惕的陷阱。著名的癌症科普大神菠萝（李治中）在一席的演讲当中提到过，他说咱们都是兼职做科普，但是有人是全职在传播伪科学呀！

02. 即使是正确的、合理的信息也容易被以夸大的方式解读

近日央视新闻报道，我国第一台自主研发的加速器硼中子俘获治疗实验装置，在中国科学院高能物理研究所东莞分部诞生，这个装备采用的疗法在国际上被称为 BNCT，是目前最先进的癌症治疗手段之一。

新闻称，癌症病人将迎来"第五疗法"，继化疗、放疗、靶向、免疫治疗之后的新一代治疗，俘获治疗。

俘获治疗的原理，是先用注射的方式，让注射液里的硼特异性地与癌组织结合，之后再采用高能量的粒子射线选择性地杀伤携带有硼中子的癌细胞。简单说就像《阿里巴巴与四十大盗》里面的方

式，给每个癌细胞做上标记，这样的话，高能量的粒子射线就会聚焦在肿瘤的部分，而不会伤害到正常的细胞。

看上去，这的确是一种革命性的治疗方式。但是今天王医生要和你冷静分析一下，这确实是中国医疗的突破性进展，但是先别高兴得太早。目前该治疗的适应证仍然是不可切除的晚期癌症。

按照欧洲神经肿瘤学协会（EANO）、美国国立综合癌症网络（NCCN）以及国内的中枢神经系统肿瘤治疗规范，手术切除肿瘤一直是一线治疗手段。理论上，安全且精准的硼中子俘获疗法（BNCT）从当前的临床试验到广泛普及甚至取代手术成为一线治疗方案，可能还有很长的路要走。

对于晚期癌症病人来说，化疗、靶向治疗都会出现耐药的可能性，放射治疗同样也会。在经过大剂量照射之后，大部分癌细胞会被杀死，但是依然会有一小部分对射线存在抵抗性的癌细胞存活下来，而接下来再进行照射，效果就会不明显。另外，人的正常组织接受的照射剂量存在上限，也不可能无休止地照射。

所谓的"第五疗法"，其实可以看作是放疗的一个增敏的过程。在我们看来，BNCT的本质其实还是放疗，只是能够通过注射液的增敏效果，来让放射线有选择性地结合到肿瘤组织上而非正常组织上。这是放疗的一个进步，能够大大降低无效照射和正常组织损伤的问题。然而，放疗终究是放疗，它能够杀伤肿瘤细胞，它也大概率无法杀伤所有肿瘤细胞。所以说它是一种和靶向、免疫并列的"第五疗法"，我个人对这个说法并不认同。

放疗有很多种，包括现在非常火的"重离子放疗"在内，其实都是放疗的一种类型，只不过是选择照射的方式、选择进行照射的粒子不同而已，因此存在一些细微的差别。但本质是不变的，也不会革命性地提高生存率，达到很多新闻和营销号所谓的"根治肿瘤特效疗法"的作用。

"第五疗法"应该如何选择？在目前来看，BNCT 如果要走入《NCCN 指南》推荐，还有非常长的路要走。首先要进行各类临床试验确定其有效性，并且要和传统的治疗，例如手术、化疗、放疗等进行对比，这才是一个科学的态度。

我们都希望这个疗法真正能成为突破性的"第五疗法"，但是一线医生从来不敢给病人虚高的期待值，我们可以安慰病人告诉他没关系，但是不可以告诉他一定可以治好。给病人虚高的心理预期，无异于你知道前方是万丈深渊，你还给病人加油，鼓劲，然后你站在原地看着他满怀希望地向深渊飞驰而去。医生也许偶尔会这样做，但不可能一生都这样做，因为他过不去心里那一关的。

但是营销号和科普号完全不在乎，流量就是正义，他们只看见自己完成了营业指标之后账上多了几个数字，但是他们永远听不到、也不想听到那些来自远方的哭声。

03. 当你嘲笑那些被谣言欺骗的人时，你知道他们内心多绝望吗？

有一阵网上盛行一种疗法，叫做"量子治疗"，说起来确实非常可笑，就是父母替孩子接受治疗，身上扎满了针，希望孩子的病能好，大概是认为量子可以"跃迁"，于是希望疾病能够跃迁到自己身上，或者是希望疗效能够跃迁到孩子身上。

这种治疗，或者说这种美好的愿望我们自古就有。在封建迷信的时代，很多人也会给寺庙捐个门槛，意图是让门槛受千人踢万人踩，替自己受过。量子治疗内在的逻辑大概也是这样，人们认为世间的罪孽一定存在某种守恒，如果自己能够多承受一些，或许孩子就能够少承受一些。这仿佛是世间的某种不成文的定律。

很多人对此嗤之以鼻，指着这些父母就嘲笑，但我真的不建议你这样做。你之所以觉得傻，是因为你没见过真正绝望的父母。我至今都不会忘记，在我刚毕业做医生的那段时间，曾经有一个父亲，想让我教他怎么用"安乐死"来杀死自己的孩子……

他通过我的朋友联系到我。他总爱找我聊聊。他说自己的孩子有自闭症，我明确表示自闭症并不是我的执业范畴，他说不要紧，就是觉得我比较能让人信任。一段时间的闲聊之后，我了解到他是一个自闭症男孩的父亲，我更了解到他对自闭症广告和公益宣传的愤怒。他对铺天盖地的、说"自闭症是能画画的天才"的宣传深恶痛绝，因为切身经历告诉他，眼见为实的那些绝望的爸爸妈妈的眼神告诉他——那些来自星星的所谓"天才"，只不过寥寥几人，大部分的孩子每天都在恐惧甚至绝望的哀嚎当中度过，而同样也在恐惧和哀嚎着的，还有他们的父母。

聊天聊到一定程度时，他竟然开始向我讨教，如何才能让自己的孩子平静地离开这个世界，因为他下不去手，但又不忍心看着孩子这么痛苦，家人这么痛苦……他宁可因为这个去坐牢，因为他实在忍不下去了……

看着这个高大的男人蹲在我跟前抱头痛哭，但最终我还是说了声"抱歉"。职业操守不允许我这样做，即使他已经是我的朋友；我的良知更不允许我这样做，即使对他们来说是为了帮助这个孩子解脱，但对我而言这仍然是一次杀害。

但是从那个时候开始，我真心体会到了有"不治之症"的孩子的家庭，家长的无奈和悲痛是无法言说的。你真的觉得那些采用封针疗法或者量子治疗的家长都傻么？并不全是，他们只是真的绝望了而已。

所有难以治疗的疾病，都是伪科学和谣言最好的温床。所谓量子治疗，意思就是给家长扎针，孩子的病就能好。而封针治疗呢，则是家长按住孩子，在孩子身上扎无数针眼的所谓针灸治疗。我们总会觉得，这些都是骗人的；但是又希望这个童话是真的……这就是患儿家长最真实的感受。

做了父母才知道，孩子哭着来到这个世界上，却每天为家庭带来无数的欢乐。当孩子出现意外时，随之而来的是加倍的伤害，笑的时候有多开心，哭的时候就有多绝望，整个家庭都会随之崩溃。所以我从来不去嘲笑这些家长"脑残"或是"智障"，但也只能在看到这些新闻感到无奈的同时，暗自同情这些家长。他们真正的错误是贪心，他们不想相信医生所说的那些事实——

"这个病其实没什么好的治疗方法了……"

"脑瘫、自闭症等，只有一小部分治愈的机会……"

"我们确实没有什么办法了……"

但这些患儿家长会有一种幻想，总能做点什么来让这一切变好。所以，从另一个方面来说，那些传播伪科学的人，良心是真的坏。这世上最大的恶，就是利用人们最绝望时候的求生心理，挣这些最绝望的人的钱。希望国家监管部门能逐渐清洗这些伪科学的机构，希望更多的父母擦亮自己的双眼，对医生多一些信任。

04. 你适合接受怎样的信息？

2020 年年初的疫情是一场全世界的灾难，直到我写下这段文字为止，中国虽然已经早早脱离了疫情蔓延的汪洋大海，但是世界各处还是以每天几十万病人的速度在增长着。虽然祖国已经基本回到正轨，但是各地的体温检测、登记和口罩还是提醒我们疫情的存在，也时刻提醒着我们，在 2020 年年初，在这片土地上，互联网所带来的焦虑。

那个时候，每个人都宅在家里刷手机，每个群、每个平台讨论的热点都是疫情，我们非常关注疫区的情况，关注每天的新增病例人数，关注身边的小区是否又被封闭。每个疫情相关的消息都触动着每一个人敏感的神经。而回头看看，我们到底信了多少谣言。

我记得很清楚，有一个微信群的截图在各个群里传得火热，也就是在"人民的希望"（瑞德西韦）刚刚用上临床一两个星期的时候，截图称这个药物已经有效了，ICU 的病人全都好了。当时是一石激起千层浪，连从来不信任何微信截图的我，都赶忙去和中日友好医院的同学求证，但是相关科室的同学一脸茫然，因为他们根本没有听到类似的消息。

比这个更可笑的就要属双黄连了。因为知名媒体一句随意的微博，全国人民都上街购买双黄连，不但双黄连断货了，就连双黄莲蓉月饼都断货了。

但是，就在大部分人蜂拥而上时，却始终有一小部分人能够冷静地去分析，去求证。这是为什么呢？因为人与人的思维模式还是存在一些差别的。你从聊天方式上就能看到，有些人是赞同优先，就是先认同别人的观点，再表达自己的想法。而有些人则是杠精体质，就是无论你说什么，即使和他的观点一致，他也会找出不一致的点来否定你，然后再表达自己的观点。所以，在遇到同一个信息的时候，有些人会焦虑，有些人会不在乎，都是因为人处理信息的方式不同。要知道自己适合接收怎样的信息，要先判断自己是一个怎样的人。

从众型人格

这样的人通常会选择"随大流"，但是没有人会承认自己是这种人，因为看起来似乎没有主见。但是"从众"其实是个中性词汇，并没有褒贬，只是说这类人更喜欢跟随大众的选择，这样的选择"不会错"，甚至即使是错了，他也会认为"大家都这样，又不止我一个人"。如果你经常这样想，那么你可以认为自己是从众型人格。

这样的朋友，我最不建议的就是去使用百度、谷歌这样的搜索引擎，更不建议你使用头条、抖音来学习知识。很简单，你会被自己的焦虑淹没的。我见过的最抓狂的病人，她到医院时几乎已经崩溃了，她每一句话的开头都是"网上说""百度说"……但是她听不进去医生说的任何一个字，似乎她来医院并不是来看病的，而是来求证网上的信息是不是可靠的。

这样的读者朋友，我真的建议你们克制一下，宁可不查，也不要一个劲地查个没完。我建议这类朋友可以选择更加封闭一些的KOL体系（key opinion leader，意见领袖），例如腾讯医典、百度医典、得到、丁香园等，或者自己关注的一些知名科普达人的微博、知乎账号。

这有什么好处呢？和自己漫无目的地在网上搜索有什么差别呢？在于信息的选择。每个平台都有自己的筛选能力和调性，它们的筛选比普通老百姓要更强一些，不但会考查意见领袖的创作能力，更会关注他的资质和专业性。因此，平台选出来的意见领袖所表达的观点，在我看来，绝大多数时间都是正确的，即使有错误，那也是受限于当时的科学技术发展水平。

所以，你只要选择一家平台来深度阅读就好了。一定要记住这句话，信息并不是越多越好，而是越精准、越适用于你，才是越好的。

模仿型人格

我来解释一下模仿型人格与从众型人格的差别。从众型人格是看大家都在做什么，我就去做什么，而模仿型人格，他会愿意选择相信一个成功的案例。

我的丈母娘曾经患癌，在手术结束之后，我就给她打了打预防针，告诉她不管这个时候街坊邻居来说什么，只要是对病情指手画脚的，就当没听见，然后转移话题，如果对方执意要说，就送客。

为什么我会对这件事情态度这么强硬呢？我们且看接下来发生的事情，这是发生在 90% 以上家庭当中的故事。众所周知我家有癌症病人，即使我打了预防针，让所有人警惕那些"亲戚"，令我最担心的事情还是发生了——一个不知道哪里的亲戚来做客，三句话不到就开始切入主题。"你这个不化疗不行呐，我那个邻居当时就没化疗，头年做的手术，第二年就复发了，那人马上就没了啊。"丈母娘听了我的劝，没有太把她说的当回事，也没留她吃午饭就把她送走了。我们得知此事十分气愤，因为大家都能感受到病人的心情多少受到了影响，那几天晚上都没有睡好，白天也没有精神，食欲下降了很多。

我的丈母娘就是模仿型人格。说是模仿，换句话说就是耳根子软，不管网上怎么说、医生怎么说，都不如身边一个街坊或亲戚说的有用。对她来说，讲道理她是很难听懂的，即使听懂了，也不如自己亲眼看见一个活生生的例子来得信服。所以身边的人如果得的是和她差不多的病，那这个人是怎么治的，怎么好的，就是她唯一的信仰了。针对这样的病人，首先要尽可能屏蔽她的一切不靠谱的信息来源。只是因为自己的道听途说，就"看似好心"地给别人支招提醒，摆出一副久病成医的姿态，这些人有的时候即使心是好的，做的恶也可以称得上是一个坏人了。

病人家属大多数都是懂了一点就认为自己知道的是真理。但要知道，真理是个概率，如果你和医生看到的东西一样多，也许你就不敢那样笃定地给出答案了。大多数人都说癌症病人如果不化疗就会复发，如果按照这个逻辑，就该建议所有的病人都去化疗。但你知道化疗有并发症吗？你知道化疗也会死人吗？正所谓无知者无畏，在这一行做久了的医生都感觉如履薄冰、步步惊心，作为一个只是一知半解的街坊，你哪来的胆量给别人建议呢？给别人推荐个股票如果跌了，大不了以后不推荐就是了，如果推荐个治疗方案病人没了，你于心何忍？

除了隔绝这些不靠谱的亲戚朋友之外，也不要让病人过多地刷小视频和病人故事。这些故事往往会回避很多关键信息，只是表达自己一个片面的观点。我就见过不止一个小视频，病人已经做了手术，但是它就只强调病人之所以能够痊愈，是因为采用了某种先进的生物免疫治疗，而且描述的细节非常到位，看上去和真的一样。模仿型人格的病人看到别人有治愈的机会，就会想去尝试，但也往往因此落入陷阱当中。对于这样的病人，你可以为他筛选一些比较正能量的医患故事来增加疾病治疗的信息，例如"果壳病人"这样专业的平台。

批判型人格

这种人轻易不会上当，因为批判型人格首先会预设一件事情是假的，然后再通过证据证明它是真的。如果一个人是这样的思路，绝大多数的伪科学都骗不了他。如果一篇文章提出了某个惊世骇俗的观点，例如"某某癌症被攻克"这样的消息，不会全网所有的主流媒体都这样报道，反而会有相当一部分辟谣类的科普专家出来拆解它的不可信之处，这样一来，这个消息就不会对批判型人格造成影响，反而还可以通过这样的方式来加深他对这个领域的理解。

能够选择书籍这个媒介并且读到这里的你，一定是一个对知识有渴求，更是对求知的过程有着非常严格标准和仪式感的人。所以你也和我一样，我们都是求知路上的同行人。对于咱们这类人来说（这么快就和读者打成了一片，我可真是个优秀的作者），不怕信息多，也不怕信息不专业，我们终究能用自己的方式来鉴别真伪。但是我们也有怕的事，就是我们无法判断真实信息的优先级。

我举个例子。我是一名胸外科医生，对于肺癌是比较熟悉的，现在有朋友问我，胃癌有个新一代的靶向药物，到底好使不好使。我去美国医学文摘数据库网站上查询最新的研究，确实可以看到这个靶向药物从数据上有更好的效果，但是我还是不敢给这个朋友准确结论，为什么？

因为从我能够查到的信息中，无法确定这个药物是否已经在中国上市，也无法确定这个对欧美人好用的药物，在亚洲人身上会不会有完全不同的反应。肺癌的免疫治疗就有这种情况，虽然国外的效果非常好，但在国内使用时发现大多数病人都出现了严重的不良反应，导致这个药物无法长期使用。这种数据是我从文献上看不到的。即使文献有报道，那么如果两篇文献的观点不一致，我该相信哪个，而放弃哪个呢？

所以对批判型人格的人来说，获取真实可靠的信息也许不是什么难事，但是需要在现实当中进行求证，最有效的方式就是和医生求证。我有一个投资银行总经理的老哥，因为自己的父亲患肺癌，所以对这个领域了解得颇为透彻。在医院治疗的时候，医生说用某个靶向治疗。他和医生关系还不错，就对医生说："看网上的文献，二代的靶向药针对的人群似乎不是我父亲这种突变类型？"刚好医生也并不是一个自负傲慢的人，所以他也一并仔细查看了相关文献后，发现确实如老哥所说，于是一起决定不使用这个靶向治疗。所以，优秀的医患关系本身就需要病人和家属的参与。

05. 获取信息的正确顺序

首先，你要清楚自己是哪种人格，才能更好地判断哪种方式适合你。这里介绍一下大多数人获取信息的路径，以提供参考。

刚刚遇到疾病困扰、对这个疾病毫无头绪时要"广撒网"。可以通过百度、头条等搜索引擎来寻找自己疾病的关键词。请注意，在这个步骤，你最需要做的是了解这个疾病，了解看病过程当中你所不了解的关键词，例如"病理""靶向药""PET—CT"等。在对术语扫盲结束之前，先不要急着学习疾病的结论部分。

如果你对疾病有了一些了解，可以选择一些问答平台、医疗平台、各医院公众号进行细致搜索，这个阶段你要带着自己的问题，去系统性地寻找答案。例如这个疾病主要的治疗手段有哪些，要到哪家医疗机构就诊，哪位医生在这方面口碑相对比较好，以及这个病的预后如何，治疗大概要花费多少钱，等等。如果你觉得信息太多无从分辨，建议选择更加封闭的知识平台，例如果壳、腾讯医典、得到等。也可以关注一些健康类的微博博主或者头条号，例如王兴医生的头条号。另外还有一些相对成熟、专业度高的公众号，例如"木棉花""医学界"等。

拿网上的信息去和医生求证这件事要适可而止。可以把你觉得最困惑的问题去向医生请教，但最好不要用"百度说"这样的词汇开头，你不妨换一种说法。例如："家里的老人有点顾虑，就是现在有切口能不能吃发物。"这样医生就不会那么天然地抗拒，你要知道，医生听到"网上说"这三个字真的是太头痛了。

尤其不要用网上咨询来的诊疗方法去质疑主治医生。例如："您说要做手术，但是我看网上说不用手术。"这样很容易被医生一句话怼回来："那你去网上看病吧。"只有主治医生最了解病情，网上只是告诉了你所有的可能性，但是为什么选 A 方案不选 B 方案，是根据具体情况作的决定。

最后，如果可能的话，交一位医生朋友，这样有问题就可以随时请教了。

第三节　如何选择一家合适的医院

　　看病到底是先选医院再随便选位医生，还是认准了一位医生然后去他所在的医院，这两种选择其实都可以。如果在一个地方举目无亲，无法直接或者间接地认识任何一位可以信赖的医生，那么一家大型医院是最好的选择。因为中国目前的医疗体系还是以公立医院为主导，因此大多数好医生都在公立医院，不像美国公立、私立平分天下。虽然不是所有大医院的医生水平都高，但是这个平台决定了这家医院医生的平均水平至少不差。

　　那么，到底怎么选择医院呢？

01. 综合医院和专科医院有什么不同？

　　简单说，综合医院科室相对全面一些，例如内外妇儿眼耳鼻口皆有；而专科医院则某个专科更全面一些，例如肿瘤医院里，肿瘤外科、内科、放疗科和中医科都在一起。

过去，我们看病一般就认三甲综合医院，因为感觉综合医院更全面一些，所有疾病都能覆盖。确实，综合医院的医生们专业素质都非常过硬。我还记得我的内科带教老师是北京大学第一医院内分泌科的高主任，打开内科教材，感觉没有哪一页她记不住，各种化验指标的标准值她信手拈来，分析起疾病来更是条理清晰，综合医院确实是好医生集中的地方。

　　但是近年来也涌现出很多的专科医院，这些专科医院在某一个方面十分突出，例如肿瘤、心血管等。即使不是全面开花的医生，只要在某一个单一的病种上深耕，也能够成为一位优秀的医生，并且由于资源高度集中，使得这部分医生的技术熟练度更高。

　　因此，选什么医院，要由你的疾病和身体状态来决定。

　　人是一个整体，但凡生了病，肯定不能头疼医头脚疼医脚。大部分的癌症病人身体总体是健全的，虽然难免有一些糖尿病、高血压等内科疾病，但这是所有医生都能够处理的，并不属于疑难杂症，在肿瘤专科医院也能够处理。所以身体情况总体良好的癌症病人，两类医院都可以选择。

　　但是如果身体情况特殊，例如之前患过风湿免疫疾病、肾病，甚至正在怀孕当中的癌症病人，则应该选择综合医院，里面有良好的心血管科、内科、风湿免疫科、呼吸科、妇产科作为后盾保驾护航，更妥当一些。

　　那什么样的病人适合肿瘤专科医院呢？比如病人的身体比较健康，但是肿瘤侵犯比较广，或者肿瘤需要一系列综合治疗，例如化疗、放疗、靶向治疗等，这个时候，在肿瘤专科医院相对来说可以进行更加全面的综合治疗。

综合医院的医生相对更全面一些，因为除了正常的门诊之外，还收治急诊病人，一旦国家有了重大灾难时，例如疫情，也通常是综合医院的相关科室冲在第一线。相对而言，专科肿瘤医院的医生工作忙碌程度低一些，夜班也并不收治急诊病人，因此可以把更多的精力放在科研上。

但我要告诉你一个事实：由于肿瘤病人是所有病人群体当中，对于医院和科室而言"最赚钱"的一类人，所以现在综合医院的外科病房当中，肿瘤病人也占一半以上了。与此同时，由于医联体的形成，以及院间会诊的绿色通道越发发达，导致肿瘤专科医院的综合诊治能力也在上升，因此两者之间的界限并没有那么严格了。

总结一下就是，从原则上来说，如果身体的情况很复杂，综合医院是首选；如果肿瘤的问题很复杂，那么专科医院是首选。

02. 如何搜索出最好的医院？

无论你同意与否，中国其实是看病最方便的国家。你可以直接去全国最好的医院看病，而且至少能够挂上号，这在任何一个国家都是不可想象的。很多外国朋友说："你们国家的人居然花几十块钱就可以挂到这个 professor(专家)的号,unbelievable(难以置信)！"在国外要预约很久，而且只能在指定区域预约。

说到搜索，我们经常能看到各医院的排名榜，例如各种疾病综合实力排名前 10 名的医院。但是你会发现各榜单上的医院名次都不一样。这个其实很正常，因为很多时候，很难衡量医院 A 和医院 B 的某个科室到底谁强。什么叫强呢？看的病人多？发的文章多？手术成功率高？手术难度高？其实这些和到底能不能获得很好的治疗不存在绝对关系，你只要找一个国内比较权威的医院即可，至于谁是第一谁是第二，关系并不大。可以考虑综合排名相对靠前的医院，在里面选择离家近的、看病方便的就好了。不建议通过任何搜索引擎进行查询，因为很可能找到的不是最权威的医院，而是广告做得最好的医院。

之前有个段子，说怎么判断一家医院是不是好医院呢？你就上这家医院的网站。如果首页上全是这家医院获得了突破性的疗法，治愈了多少多少人，就要当心了。而且这样的医院往往客服都非常热情，弹出来各种窗口问你需不需要帮助，对你各种嘘寒问暖，那十有八九是莆田系的医院，去了之后多半要上当受骗。如果这家医院的主页信息是各种党建团建活动、医院的文艺比赛等，那这个医院大概率是个靠谱的大医院。

给你提几个小建议。

1. 如果只是刚刚发现了某个疾病，还没有明确是不是癌，这个时候选择医院的原则是就近，速度优先。不用过于担心小地方的医疗水平差，即使是二三线城市的医疗水平也绝对能够满足确诊的需求。很多病人担心小地方会误诊，其实误诊是很难的。更重要的是，小地方医院拍的片子和病理切片都能带到北上广的大医院进行会诊。但如果你首先选择的就是北上广，预约检查可能需要一段不短的时间，在等待检查期间，在大城市的生活成本也是很高的，因此是又慢又贵的选择。

2. 如果已经明确了肿瘤类型和分期，可以在网上搜索，或者从街坊邻居处打听他们就诊的医院，然后根据他们的经验决定下一步。这是大多数人选择的一种方法。当然如果有医生"熟人"，通过熟人介绍也是一种办法。

3. 如果是早期，在选择医院的时候，就优先选择手术量大、手术反馈好的医院。通常来说，手术量大的医院，手术的技术会相对更好。虽然说，手术量最大并不意味最好，但是月手术量几千的医院，肯定比月手术量几十的医院效果更好。

4. 每个医院的特色科室不一样，有的医院擅长治疗淋巴瘤，有的医院擅长治疗胃癌，有的医院擅长治疗肺癌，一个医院不可能所有的科室都是全国最强的，因此在选择医院的时候，可以根据这家医院的科室口碑和排名进行筛选。例如你要去看肺癌，你不可能选一家妇产科特别好的医院，这对于你来说没有任何价值。

5. 假如是癌症晚期，已经无法治疗，需要进行缓和治疗，也就是缓解症状，提高生活质量，那么你的选择不应该是三甲大医院，因为这些大医院通常没有床位提供给晚期病人来康养。目标应该放在二级医院上，看是否有床位可以住进去解决一些医疗问题，例如穿刺胸腔排积液等。也可以积累一些社区医院的资源，病人吃不下饭的时候，可以咨询社区医院能否进行补液。

因此，病人不同的状态和需求，决定了应该如何去寻找医院。但是在搜索医院的时候，千万不要看街边的广告，为图便宜就去一些并不为人们所熟知的诊所。生命只有一次，没有给你尝试错误的机会。

03. 什么样的人才要选择特需医疗？

医疗体系再怎样公立化，你也不得不承认，市场经济的手依然会伸进来。有钱人总有机会获得更好的医疗服务，这在各个国家都是一样的，因此才有特需医疗的存在。

关于特需医疗有两个问题：一是私立医院是否有必要去，一是特需病房有什么不同。

私立医院

中国目前有许多私立医院，也有不少医疗集团，例如和睦家、美中宜和等，但是客观来讲，这都不是一般老百姓会选择的，即使经济条件非常好的病人，在肿瘤治疗这个领域，它们通常也不是首选。

这是因为私立医院在某些特殊方面的表现很好，例如妇产科、眼科、口腔科等，这些科室能够相对独立地进行手术，并不需要太多辅助科室的配合，例如重症监护室、心内科、肾内科、神经内科等。

在公立医院里，很多就诊环节会让一些有经济实力和社会地位的病人和家属非常"来气"，觉得自己明明是个"消费者"，但是却没有享受到一丁点儿基本的尊重。其实大多数病人还是能够理解，又便宜又好的事情在市场经济的环境下一定是不科学的。但是肿瘤类的治疗，往往需要更多的科室来协同治疗，这在私立医院会受到一定的限制。同时，在中国，顶尖的专家仍然在公立医院。私立医院并没能做到又贵又好，所以在这种别扭的设置下，公立医院仍然是他们的最优选择。

私立医院能否获得优质人才，是它能够吸引病人最重要的因素。除了努力拥有更多更好的全职医生，私立医院也会请公立医院顶尖的医生过来动手术，给病人更好的就诊体验。现如今，也有一些专科的肿瘤类私立医院出现，如果病人已经购买过相关的商业保险，能够覆盖住所有的费用；或者近期公立医院的手术安排非常吃紧，私立医院能够大大缩短治疗的时间，并且费用也在你的承受范围内的话，你可以选择它。

选择之前要明确几件事。首先，这个来手术或者主诊的医生，是哪个医院的，是否会亲自为病人进行治疗；其次，这位医生大概会来几次，手术后如何联系；最后，这个医院每年进行多少类似的治疗，如果只是个位数的话，那么信任度需要打一定的折扣。

特需门诊 / 病房

各家医院都会设置特需门诊，或者国际诊疗中心，门诊的诊费大概在 400 元—1500 元之间。特需门诊不但可以节约时间，还可以让病人和专家有个相对轻松舒适的环境来交流病情。它们通常都是三甲医院自己的，专家也都是三甲医院的顶尖医生，所以医疗的质量和安全性也有充分的保障。

特需门诊是给需求更急迫的病人一个高质量就医的通道，也可以调动起大专家的积极性来延长门诊的服务时间，提高服务质量。但也有人反映说，还特需门诊呢，花了1000块钱，进去说了几句话就让出来了。其实你不应该在意他说了几句话，而是要看他是否能解决你的问题。注意，是解决疾病的核心问题，而不是解决你的疑问。

有些病人是"十万个为什么"类型的，他会在意的问题是"我不抽烟为啥还会得病""我这个病你让我手术，我能不能不手术""我能不能吃中药"。但是从医生的视角来看，他更希望在有限的时间内给出诊断和方案，例如："我认为你大概率不是肺癌，观察半年再来复查就好。"他的意见非常明确，但是他确实没有太多时间来解释"为什么这个大概率不是肺癌""如果是肺癌怎么办""观察的时候会不会耽误成晚期"这些问题。你需要理解，你所关心的这些问题，医生也一定都了解了，之所以告诉你这个方案，是因为在医生这个终端大脑里，别的方案都不如这个方案好。

知识的力量，正在于此。

曾经有个故事，说是两个韩国人到美国旧金山游玩，突然一个人丧失意识晕倒了，就赶紧叫了救护车送去了旧金山扎克伯格捐款的知名医院。医生很热情地替他做了检查，认为他没有什么大碍。的确，在医院的躺椅上休息了2个小时后没事了。两个人非常享受这里的医疗环境，与医生们热情地告别了。但是2周以后，他们收到了一张旧金山医院寄来的医疗账单，居然要18000美元。两个人惊讶了，赶忙聘请了律师进行维权，说："我们什么检查都没做，什么药也没吃，只歇了2小时，是自己好的，凭什么收我们这么多钱？！"

事实上，这个账单一点毛病都没有。为了这位晕厥的病人，医院要出动麻醉科、神经科、外科等一系列团队的医生来候着，这些医生的时间是最贵的，因为这属于专业的时间。虽然没有做什么检查和治疗，但是医生们用专业知识来下判断，并且在医院守候着以备不时之需，这都需要付出代价。最后两个韩国人还是倾家荡产付了账单。为什么英语第一课要学"I'm fine, thank you"呢，就是因为这句话太值钱了。在美国，别人问你要不要救护车，如果能反应过来一定要先说这句话，不然可能会让你背上数十万的天价治疗费用。

上面我们说的是特需门诊，其实相对简单，你花一定的钱买医生的时间和专业知识，获得一个初步的诊疗意见，相对来说性价比非常高，但是特需病房就不一定了。

各家医院的特需病房的计费标准不同，有的只加收床位费，例如普通床位费是100元/天，那么特需病房的床位费也许要600元—800元/天。也有一些医院，会采用双倍计价的方法。因此需要仔细询问看看总价的范围能否承受。据我了解，一般情况下，特需病房的费用是普通病房的双倍且不能报销。

特需病房只是一种选择，它不是医疗的根本需求。特需病房的护理团队非常专业，因为病人量相对较少，所以有更充裕的护理时间和一对一的服务，但也因为量比较少，所以护理团队的业务水平也未见得比普通病房的护理团队更熟练。因此，特需病房并不是医疗水平更高的地方，它只是对就诊体验更在意同时又有经济实力的朋友的一种选择。

海外医疗

海外医疗确实是很多非常有钱的人的选择。我们要承认，无论是美国还是日本，在医疗方面都代表着就医的最高水平。只要不考虑钱的问题，那么在美国、日本的顶级医疗机构当中，理论上确实能够获得最好的医疗服务，无论是身体上还是精神上。

那么，在医生眼中，国内外差别到底大不大？差别在哪里？在癌症领域，我已经连续5年参加了世界肺癌大会，并且每年都有口头发言，在会场也聆听了许多国外专家的演讲，我可以非常明确地说，截止到2020年，来自中国的研究大约占据了全球的1/3，是世界上非常重要的声音。

在做手术方面，很多人会认为国外专家的技术更强，其实不是的。可以说，中国医生是最擅长做手术的。我看过非常多国家医生的手术，欧洲的医生，例如西班牙、意大利，医生做手术的风格和他们国家的文化风格非常相似，野蛮且浪漫。他们做手术，有时想怎么切就怎么切，谈不上章法——也许在人家看来这是一项伟大的艺术。而在日本，手术就变成了工匠精神的代名词，手术慢是必然的，有的手术要从早做到晚，特别是淋巴结清扫，往往比手术切除花的时间还要长，医生上午做一会儿，吃个午饭，下午再做一会儿，再吃个晚饭，再继续做……而美国的手术台则和美国人一样，是个大熔炉，里面什么样的医生都有，赶上什么医生全靠缘分。

在我看来，做手术和做饭是非常相似的。中国人做饭用盐有个词叫做"少许"，但是这个"少许"过于玄学，外国人根本理解不了。国外的手术更像是机械化培训的结果，并不像中国的医生，能够游刃有余，点到为止。所以如果需要做手术，那么完全没有必要去海外就诊。

去美国治疗最重要的原因，就是目前有一些新药美国刚刚研发出来，国内还没有上市，所以到美国可以用到最新研发的新药。但是通常来说，这些新药的效果也并没有那么神奇，而且对中国病人是否一样有效也不得而知，这就导致很多人赴美治疗，最终客死他乡。所以，在赴美就诊之前，必须要咨询病人的意见，有这个觉悟之后再决定。

海外医疗最有价值的一点，并不在于获得最新的药物或者最好的手术，而是获得"第二诊疗意见"，很多人会忽略这一点。在拿到第一次诊断结果之后，如果对结果存疑，或者觉得自己还没有足够地"尽力"，这时候可以咨询一些进行海外就诊的中介机构和平台，获得一个独立的诊疗意见。如果这个意见和原来的医院一致，那么可以在原来的医院继续治疗；如果不一致，例如建议使用某个美国新研发的新药，那么可以考虑到美国就诊。又或者在美国进行影像和病理会诊后有可能推翻之前的结论，甚至有的癌症病人在二次诊疗之后，赫然发现自己原来不是癌，是之前的病理误诊，这都是发生过的事情。

所以，我建议每个有经济实力的人，如果在诊断和治疗方案存在疑问和顾虑的时候，可以选择相关的远程就诊平台。在2020年的疫情之下，去海外治疗并不是十分现实，但是远程会诊已经可以解决太多问题，这在我看来，就已经足够了。

简单来说，海外就诊的好处有：首先，它提供的第二诊疗意见是最重要的；其次，是国内没有上市的新药。然而手术技术方面，中国的医生反而更有优势。所以说，国外的月亮并不一定比中国的圆哦。

第四节　如何选择一位信得过的医生

有一天我和朋友吃饭，碰到一位同是北大毕业的学长，朋友说："之前我跟你说的那个肺癌病人，就是他爸。"这一句简单的介绍，对于我们两个人来说，就像是一句有魔力的咒语。他立刻知道了，我就是那个"一个当医生的朋友"；我也立刻知道了，他就是那个"爸爸得肺癌的朋友"。然后，在日式餐厅里，他掏出了一套随身携带的 CT 片子，我放下筷子看起了片子。

一切都是基于微妙的信任。

我得知他第二天要去看一位医生，而这位医生在业界的口碑实在太差。虽然医务工作者在学医的时候都学过不要贬低同行，但是我觉得至少应该保留我为朋友推荐正确医生的权利。

我为什么不推荐那位医生？我为他解释了两个字——立场。

01. 要正确认识医生的局限性

中国现行的医疗制度，由于公立医院不能市场化，大部分医生的价值被严重低估，让这些医学博士、专家的收入远低于读书时比他们成绩差太多的同学，于是导致很多医生的动作有些变形。虽然没有进入市场，但是医生的行为仍会受到市场无形的手操控。我要说的"立场"就是其中一种。

医生现在是被社会诟病得很厉害的一个群体，红包、回扣等词汇不绝于耳。但是在我看来，那些只不过是市场化的补偿手段，虽然并不正确，但是远比"立场"危害轻得多。立场偏倚，是指医生因为自己所处的环境和位置，在临界状态时选择更偏向于自身需求的选项。

这名医生就是一个典型。最近某个肿瘤辅助治疗药物正在进行临床实验，这个实验他也参与管理了，他就会劝说一个本身能够手术的病人去参与这个试验，并且把手术的风险无限扩大化。还有一些准备退休的外科医生，他们不好意思说这个手术不会做，更倾向选择保守的手术方案好顺利退休，因此会让一些有机会通过高风险手术获得治愈的病人选择化疗或放疗。我甚至还见过一些知名的医生，他们每天的职责不是手术，而是去各地讲课，虽然名气很大，但是自己并不擅长手术，因此只要能不手术的病人，他都会建议病人选择保守治疗的方式。相反，也有一些医生可能因为手术实在太多排不过来，而让病人继续观察。这就是立场带来的选择差异，俗称屁股决定脑袋。

我曾帮助过一位病人的家属,他先在一家非常有名的医院咨询,准备给母亲做放疗,但是放疗科大夫对他母亲说:"你这个放疗八成会造成血管撕裂而大出血死亡。"母亲被吓到了,说:"儿子,我不治了。"这位医生提出的解决方案是去另一家非常有名的医院做搭桥手术,先把这部分血管给避让开。结果那家医院还真同意了这个方法,虽然主治医生表示,从来没见过有人为了规避一个也许只有 10% 风险的治疗方案而选择有 30% 风险的开胸手术。这确实有点不划算。这位儿子找我做咨询,我帮他介绍了一位靠谱的医生。靠谱的医生讲明了风险,最后直接做了放疗。现在病人一切安好,肿瘤大面积缩小,也许下一步就可以接受手术治疗了。

这位家属非常感慨的是,如果当时选择了这么迂回的战术,也许刚刚做完搭桥手术就赶上了疫情,还怎么放疗?如果真是那样的话,那可太倒霉了。

一切故事的开头,都是因为一位医生不愿意冒一点点风险,用一个看似合理的理由推走病人,而病人真的乖乖地去执行了。这位医生可能没有犯错,但是在我看来,他应该讲明:"风险有点高,医院指标卡得严,我的技术可能有限,你不妨去找别的医生试试。"敢于承认自己不行,才是一位负责任的医生该有的样子。

因此,看了上面这些故事,就会觉得病人的心态是可以理解的了。没错,在这种信息极度不对等的情况下,要求一位病人全方位地、无条件地相信一位医生,那根本就是扯淡,也是对病人自己、对家人不负责任的做法。也难怪一些病人在极度信任自己的医生很久之后，突然发现被医生牵着鼻子走了好久，从而对医生怀恨在心。

医疗是一个门槛相对高的东西，因为涉及生命，因此准入资格非常难获得，但是这并不是说医学是一个很难的学科。无数医学生把自己读过的书本摞起来，看起来和一层楼一样高，但是事实上，究竟记得多少是要打个问号的。

具体到某一个细小的问题上，也许并不需要很广的知识面也一样能获得答案，这就是久病成医的道理。有时候医生并不一定比你懂得更多，他只是在这个非常狭小的领域里面看到过更多的案例。一位医生大多数时间都比你专业，但并不是任何医生在任何时候都是正确的，医生一样会犯错。因此，作为家属，我们也确实有必要去了解一下我们的医生，看看他是否真的是值得我们托付身体和健康的那个人。

02. 医生专业不专业，细节说了算

我上学的时候特别崇拜神经内科的大夫，我觉得掌握神经内科简直是不可能的事情，我的脑子是不足以让我理解自己的脑子是怎么长出来的。但是有一次，我陪一位神经内科的大夫去查房，受到了极大的冲击。

神经内科的大夫先是展现了一套全面的基本功，拿着叩诊锤上上下下敲敲打打一通，我也曾学习过，这样可以判断出一些病理征，通过简单的操作就能看出人体的病变定位在大脑的什么位置。然而大夫接下来的问话就让人大跌眼镜了。

"有片子吗？"

病人小心翼翼地翻出片子交给他，他拿出来扫了几眼，我也不确定他是不是看到了病变的位置。

他皱皱眉头，又问病人："报告呢？！"

病人像犯错误一样又拿出了报告。

他仔细阅读了下报告，点点头说："好的，输液吧！"

然后就非常潇洒地走了。

我当时就想，如果我是病人，我不会信任这位医生。医生的每一个问诊细节，都是向病人传达专业度的最佳名片，这比把自己的照片P成明星，或者发表诸多专业论文，或者在网上孜孜不倦地做科普都要有价值得多。

我的一位老师跟我讲过，做外科大夫，看自己专业片子的水平一定要比放射科的大夫强才对。但凡看病，他每次都以身作则，先不看报告，自己看片子，看完片子就和病人分析病情，之后再拿出病人的影像报告做个对照，看看自己是不是有遗漏的地方。每次病人看到大夫用记号笔小心翼翼地把他的所有结节一一标注清楚并且和前次进行对比的时候，总是对他无比的敬佩和尊敬。假设我是病人，我也会认为这位医生是专业的，有两把刷子。

还有一次，还是这位老师，在看一位肺结节病人的片子时，突然皱了皱眉头，问病人："你的食管是不是以前还得过什么别的毛病？"病人大吃一惊说："是啊，您怎么知道？我有食管憩室，我看报告也没有写，其他医生也从来没说过，您从这个片子上能看出来，是吗？"我当时就看到，病人的眼里开始泛着信任的光芒了。

老师继续慢悠悠地讲："不止有这个，您以前是不是还切过胆囊？我看胆囊也没有哦！"病人佩服得五体投地。因为他发现，这位医生并不像其他医生那样，只看这些结节，而是把病人当做一个整体去思考下一步应该怎么办。

这位老师不只能看出病人以往的病情，要决定做手术的时间时，还会问病人近期有没有什么安排，然后会错开病人的事情安排手术。得过癌症的年轻女性来复查时，他都会非常仔细地询问近期是否有要孩子的计划，一方面是怕因为 CT 的辐射影响怀孕，另一方面，很多 40 岁以上的女性一下子就会被问得笑出来——"我都这么大岁数了，生啥啊，哈哈哈。"氛围一下子就能活跃起来，病人整个人放松了下来。

所以你看，医生的一举一动都牵动着病人的心，病人能够感受到你是关心他这个人的，才敢把身体放心地交给你。

我再给你举个反例。有一次我去做体检，我们单位安排在一家私立医院。这家私立医院的医生也不知道是从哪里请来的，但和我们医院的做法明显不一样。做甲状腺 B 超检查的时候，这位医生用探头在我的脖子上擦来擦去，还不时发出"嘶……""啧……""诶……"的声音，而且做的时间很长。

我这就开始心里犯嘀咕了，妈呀，这不是有什么事儿吧？！我这可才升主治，事业才刚起步呐，我可不能有事啊……我一直憋着不敢问，直到医生终于倒了一口气说："小伙子啊，你这个……甲状腺……"

我的心脏一下子就停跳了，准备接受命运给我的制裁。我才20多岁，我还不想死，我还没生娃呢……我……

"长得挺好的！"

当时我真的看到我的心里有一千匹羊驼在遛弯，不骗你。

医生有哪些细节值得你在意呢？有几个细节，可以帮助你判断。

1. 生活细节。医生衣着整洁得体，细节一丝不苟，每看过一位病人都会认真洗手的外科医生更值得信赖，因为外科医生在生活当中有点洁癖，更说明他可能在手术当中更加注意细节，例如有无菌观念、无瘤观念。

另外，写字认真好看的外科医生会更让人信任，毕竟外科也是个手艺活儿嘛，而写字是两个人短暂的接触当中，最容易展现出"手艺"的一个方面。从我的个人经验来说，在我碰到的外科大夫里面，写得一手好字的医生，往往手术也是十分漂亮的。

2. 看病方式。如果一位医生第一次见到你的时候，不是看你的 CT 报告，而是仔仔细细看你的片子，那么至少说明这位医生基本功是过硬的。

3. 交流方式。如果一位医生看都没看就让住院开刀，你至少要多留个心眼。手术前是否进行了充分评估，开刀到底是不是唯一的方式，有没有其他选择，病人的身体能不能接受这个手术，这些问题你可能都需要了解清楚。如果这位医生拒绝和你交流更多的细节，也没有耐心去解释，这样的情况下尽量不要盲动，最好通过其他方式来了解一下这位医生到底值不值得信任。

4. 一定要珍惜二诊意见。现在已经不像过去，医生会要求绝对的权威。我认为任何疾病都值得去寻求个二诊意见，也就是第二个机构或者医生给出的意见。这才能最大程度减少因为医生的主观判断和之前所讲的立场偏倚所造成的影响。

5. 通过医院同行的评价来侧面了解这位医生。在一家医院，要了解手术医生，最好的方法是问问麻醉科和手术室护士的看法。他们看的医生相对来说是最多的，因此他们自然知道哪些医生技术精湛、台风沉稳、不紧不慢、游刃有余，哪些医生遇到点小事就大呼小叫、乱了阵脚。

在互联网如此发达的时代，不止是病人需要通过细节去了解医生是不是值得信任，医生也同样需要利用短短的一点点门诊时间来向病人展示自己的专业度，获取病人的信任。而且，医生也需要通过自己长期的工作进行口碑的积累，让更多的人能够为自己背书，并且把真正需要帮助的病人推荐给自己。

03. 管床大夫太凶了怎么办？

很多人在看病的过程当中会觉得医生很凶，对病人大呼小叫，甚至"不好好说话"，明明对他很客气很有礼貌，但他就是一副暴脾气，真的觉得来趟医院不但身体上不舒服，心里更不舒服，没病都会被医生气出一身病来。

这个场景是不是很熟悉？我来解释一下为什么会这样。

首先，医生为什么要凶？医生说话凶，是因为太温柔病人容易不当回事。如果医生轻描淡写地说多吃点水果，对健康有好处，病人可能会想当然地认为，不吃也没事。但是如果医生很凶地对一个化疗的病人说："你喝的水太少了！我昨天怎么和你说的！"病人也许就听话了。

第二，假如医生对病人发火，那可能说明病人某个举动真的很危险。医疗危险就是由一个个小细节导致的，有时候甚至要争分夺秒才能避免出问题，因此医生不止是面对病人时脾气暴躁，在手术台上激动、暴躁的样子我也见过。病人觉得医生"小题大做"，是因为病人不了解自己犯的错误多么危险。在疾病康复的过程中，有很多风险是只有管床医生知道而病人自己不了解的。比如：缺乏活动会增加血栓、肺栓塞的风险；肺手术之前需要病人严格戒烟；化疗后饮水量少不容易帮助人体排泄化疗药，会蓄积造成风险。

医疗服务是一种特殊的服务，它是以恢复健康而不是病人满意度为主要评价点，甚至有时候为了康复，不得不损害病人的满意度。

另外，医生没有额外的时间和精力去取悦病人，是普遍现象。在中国，医生的工作负担非常重，重到医患比全球倒数，因此大部分公立医院的医生确实无法把满足病人的情绪放在第一位，而只能把医疗质量和医疗安全放在第一位。这个普遍现象的确需要改进，但是在当下暂时还无法改变。

那么，如果病人觉得自己的管床医生太凶，可科室主任说这是最好的管床医生，该怎么办呢？在知道了以上情况后，家属要判断，到底是医生的问题，还是病人的问题。病人是个"听话的病人"吗？比如说，是不是没有完成好医生交代的嘱咐，甚至擅自违背医嘱。病人不听话，很多时候会造成严重后果，必须"批评教育"。有位病人，医生嘱咐他必须每天努力咳痰，结果第二天早上发现病人因为痰没咳出来，发烧至 39℃，家属还在边上打游戏，医生如果还和颜悦色地去讲，那么家属和病人真的能意识到问题的严重性吗？

另外，如果医生对其他病人也是这样一个态度，建议不要太放在心上。同一病房的家属之间一般都会互相交流，大家也会分享和比较，和这位医生的其他病人聊聊天，也许会发现这位医生本身的脾气比较暴，但是大家也都习惯了。如果医生是脾气坏、技术好的类型，那要适当容忍对方的脾气。如果能在看病的过程中感受出他的专业度，从其他医生和护士的评价中发现他是一位值得信赖的医生，其实也是很好的结果。

所以，医生发脾气时，不如试着先把自己的火气先压下去，顺着医生的话答应一定改，等平静下来之后，再去想医生说的内容是否合理，最后才是想想他的脾气有没有伤害到自己、让自己不舒服。

如果医生对别人温柔，只凶你家的病人，先问问自己和病人有没有提过不合理的要求。尝试从自身找原因，看是不是做了什么事情让医生觉得不舒服。我见过一位病人，每天缠着医生问能不能换单人间，好不容易给调换了之后，又去找医生问能不能换个有窗户有厕所的。然而病房就没有这种房型。这种不断给医生提要求的心情能理解，但是医院的资源是有限的，医生如果在这些事上耗费了过多精力，自然不会心平气和。

04. 中国式看病的烦恼：我有熟人我怕谁

在我国，家里有人生病，第一件事绝对不是想着去哪家医院，自己买过哪些保险，能不能用得上，而是先相互打听："你是不是说过你有个高中同学学医来着，现在在哪家医院呢，给问问呗？"

作为一位医生，我最常收到的就是十几年不联系的同学加我微信，上来就让我帮他挂号，也不管我是啥科的，到底懂不懂。我说我一个胸外科的，儿科也不认识啥人，他就会说，都差不多嘛，你就给安排一下。真抱歉，医院真的不是我家开的。刚开始做小大夫的时候，我还挺愿意主动帮别人的忙，但是久了，被坑得透透的，就只愿意帮助有缘人了。

我还记得我刚毕业时，一位朋友着急忙慌地托我看病，说让我赶紧安排，马上就想住院。我看他家人的病恰好也是肺癌这个领域的，不过一看就不能做手术，于是我就给他前前后后地安排起来。一个上午从内科、放疗科一直跑到介入科、病理科，还问了我们自己胸外科的主任，可谓是把所有特需挂号费在 400 元以上的医生都看了个遍。然后还给内科的住院总买了杯奶茶，让她帮我明天留个床。晚上的时候，我回复他说："你这个情况，要先化疗，然后如何如何……"他表示："哦，好的。"

第二天我又问他："怎么样了？什么时候过来？"结果他慢悠

悠地说："哦，那个啊，那就是我一个亲戚，他自己去你们旁边的那个×××医院花了1500元买了个黄牛号，好像也说是不能手术了，先化疗。那多谢了啊，他们家好像更想在那个医院治疗。多谢了啊哥们！改天请你吃饭！"

所以对方问你消息，你觉得是病人着急，但是人家也许只是"随便问问""多问问""广撒网了解一下"。也正是因为这样的原因，现在医生帮助亲戚家人也都普遍更加谨慎，只有真的非常熟悉的关系才会和别人打好招呼。

上学的时候，我看到很多张住院单上都有"慕名"两个字，我灵机一动，问管理病房床位的住院总师兄："师兄啊，这个写着'慕名'两个字的，是不是就是……没什么关系的……"师兄点点头。

我问："那作为病人，没关系的是不是就吃亏点？"

师兄说："那怎么可能。和你说实话，有关系和没关系，在咱们这儿也真的没什么区别。有关系的我们反而还要更小心一点，因为他觉得自己是托关系进来的，谱儿可大了。"

所以你看，在医生眼里，除非你是科主任的亲爹，要不对于普通医生来说，还真的没什么差别。而且在医务人员看来，越是有关系的越是要平等对待，别总想着省什么检查，跳过什么步骤，最后害的其实都是病人自己。

所以我的个人观点是，看病别先想着找关系，先想怎么找到对的医生。在明确要去哪几家医院，看哪几位医生之后，再想是否有关系能找到其中某位医生。

比如说，你了解到肠癌治疗最好的是 A 医院的孙医生和 B 医院的王医生，这两位医生你也都接触过，人品、态度各方面都非常不错，但是孙医生是你妈妈的高中同学，有几十年的交情，那不用说，孙医生肯定是更好的选择。这样的顺序才是合理的。

有些人就会把这个顺序反过来，然后会碰到这样的场景。一个人要做甲状腺癌手术，先找了自己爸爸的老同学，是个快 70 岁的"老专家"。看起来这么大岁数的专家一定很靠谱，但其实这个老专家已经 10 多年不做手术了，现在是返聘回来在医院门诊坐诊，门诊收治的病人会交给病房的另一位大夫来做手术，而这位大夫是谁你是不知道的。

因此，你首先需要明确的还是医院和医生，当你认准了一些医生之后，再争取能够通过关系来拉拉"人情"。但是这个"人情"，对于医疗过程来说，其实并不是什么至关重要的东西。也许因为你和某个专家很熟，从而可以早几天入院。你想上午做手术而不是下午，专家能满足你。但仅此而已了。手术切得干不干净，治疗效果好不好，我可以非常负责任地告诉你，没有医生在治疗上不是竭尽全力的，他没有必要，也根本不敢降低标准。

第五节　别总让医生管理你，你也要管理好医生

01. 医生和病人，应该是什么关系？

古希腊的希波克拉底，人称"医学之父"，在解释很多疾病的机理和诠释医学的专业性需求方面做出了不可磨灭的贡献。他创造了"癌症"这个词，也描述了很多癌症的表现，提出癌症的正确治疗方法是"放任不管最好，越治长越快"这种现在看起来十分荒谬的论断。我们每一位医学生入学的时候都要宣读"希波克拉底誓言"。

希波克拉底不但是"医学之父"，更是"家长式医学之父"。谈到医患关系时，他毫不掩饰地写道："医生应向病人隐瞒大多数事情。"他坚持认为不应当让病人知道诊疗的情况，而只有医生群体才能够掌握相关的医疗知识和信息。

Patient（病人）最初指的就是"承受痛苦的人""不焦虑、有耐心的人"，来源于古希腊的动词"pashkin"，也就是说，自古以来都

认为，因为医生有着丰富的科学或宗教知识，因此是值得敬仰和崇拜的，他是像神一样的人，必须要无条件服从；而病人，只要做到"能忍"就行。

1874年的《医学专业规范法典》当中也提到：医生是最有学问的人和人性最好的审判者；病人应当准时且绝对地服从医师的处方，任何有关健康的不成熟的想法都不应当影响这点；在没有得到医疗护理人员的同意时，病人不能咨询会诊医生。

曾经我和一位知名的老专家在同一个下午、同一个诊室出门诊，中间拉了一个隔断屏风用来分隔。有一次，来了一位病人，我非常详细地和病人解释了情况，病人满意地离开了，还不断地称赞我是他见过讲得最清楚的医生。过了一会儿，我突然看到，病人坐在老专家那里，小声地和老专家又说了一遍症状，走的时候还尴尬地扭过头去，假装没看到我。

在中国，我们似乎很容易理解这件事情，毕竟各个医院的医生水平参差不齐，专家也比小大夫更值得信任，而且有时候三甲大医院都难免出现漏诊误诊的问题，更何况是地方或者社区医院。对医生，病人也再没有那种绝对的信任。病人会想，我一个消费者，花差不多一样的钱，多看几位医生又怎么了？我恨不得把医院所有专家的号都看一遍才好呢！

但是在美国，这是不被认可的。就诊的时候，医生会翻开病人的医疗履历，如果发现病人曾经在多家医院当中辗转看病却从来没有遵循医生的建议和处方时，会直接拒诊。因为在美国人刻板的印象当中，会认为他不信任医生，是潜在的医疗纠纷者。信用额度透支的病人，就好像多次出事的家用车一样，看病的成本会越来越高。

其实，"家长式医疗"不是说医疗当中医生采取家长一样颐指气使的态度，而是指医患双方在医疗过程当中的地位关系，也就是医生如家长一般承担主要的责任，是主导方，而病人主要以执行、服从为主，即使有自己的主观意见，也不允许擅自采取行动，应当与家长进行沟通之后，由家长来决定。

在中国，在知情选择方面，医生的情商是很重要的，医生的家长地位实际上是病人和家属共同默许的：由医生来选择合理的方式，与合理的对象沟通病情，实际上也恰恰是我们觉得"舒服且正常"的方式。

我们每一项有创操作或者进行医疗决策之前必须要和病人或家属签署的"知情同意书"，它看起来就像一个霸王条款，但实际上它的主要作用在于告知，而不是免责。也就是说，医生要让你知道，这项操作如何进行，会有哪些风险，甚至有哪些需要部分自费的药品和器械等。我既做过医生，也做过病人家属，拥有这样双身份的人，签起字来一向十分爽快。因为我清楚地知道，即使签了字，一旦发生了问题，医生也没法把责任撇得一干二净。这张单子的价值对于医生来说在于，如果发生了问题但没有签字，医院就是全责。

病人往往像孩子一样焦虑着、恐惧着，医生让填什么就填什么，在对疾病完全未知的情况下会选择放弃自己的主动权，而把它交给一个穿着白大衣、看起来很有知识的医生。这种主动权的转移往往是好的，一方面是病人很多时候确实不懂，另一方面是医生也并不希望病人有太多主见，有主见的病人往往"依从性"（严格服从医生医嘱的程度）很差。

一次我在外科值班，一位女家属过来找我，说她父亲的引流管堵了，让我们立刻通管。我过去看了看，发现引流液非常清亮，病人体温、血象也都正常，这个引流管其实已经可以拔除了。我安慰她说这个没关系，等明早主管大夫看后拔了即可。但是女家属非常蛮横地说道："这就是管堵了，你看不见吗？管堵了里面会有细菌感染的，你没学过吗？！我也是学医的，你赶紧把管通一通！"后来我才知道，这位女家属确实是学医的，但是学的是兽医。

作为医生，我们不怕"太懂行"的家属，怕的就是这种一知半解自以为是的家属，这会大大增加沟通的成本。

学习的时候老师便和我们说，作为医生，一定要遵循自己的判断，病人可以提议，但是医生必须要坚持自己的原则，而不是听病人的。如果听病人的，治疗顺利，病人便会产生误判："医生没有水平，还不如我，不听我的就坏了。"治疗不顺利，病人立刻会说："你是医生还是我是医生啊！我什么都不懂，你干吗要听我的！"

话糙理不糙，但是作为医生，特别是在中国当下的就医现状下，从医生的立场出发，他肯定喜欢乖巧听话的病人，这不是正确的做法，但是你要理解这确实是一个普遍的现象。

02. 信息不对等是不能完全放开的

领养家庭在孩子成年前很长一段时间会保守这个秘密，因为一旦孩子知道自己并非亲生的，也许会给孩子的童年带来阴影，让孩子自卑、封闭，这就是所谓的"温柔的谎言"。

曾经有一台手术，手术当中病患大出血，几位医生在台上抢救到后背湿透，好在病人最终转危为安，总出血量也不算太多。主任在出手术室交代病情的时候，看着病人家属殷切的目光，说："手术很顺利，也很成功，有一些出血但是止住了。再等等，病人很快就出来了。"这样一句话，轻描淡写地把所有人的焦虑、紧张和担心一句带过了。

你想过没有，如果换一个处理方式，给手术室安装一个监控，让家属能够时时刻刻看到病人手术的过程，就好像餐厅的开放式厨房，公开、透明，这样会不会更好呢？

我的导师在手术的时候，总是干一些让人觉得很危险的事情。例如病人的淋巴结卡在最危险的大动脉旁，如果是一般的医生，很可能就片下来一块送个病理，来证明他清扫了这个淋巴结。但是事实上，你把一个转移的淋巴结片下来一块来忽悠病人，欺骗自己，固然是最安全的，但是你却遗留了一个可能转移的淋巴结在病人的肚子里，手术后必然会复发。这个时候你只有走最危险的道路，把这个淋巴结完整地从病人的大动脉上分离下来，才有可能给这个病人一线生机。这两种选择的风险差异很大，但是在病人眼里毫无区别，因为病人并不懂。手术是个良心活，你做得凑凑合合，病人也许能够平安走出你的手术室，但是这位病人势必很快复发死去，你将永远走不出噩梦。有经验又有良心的医生，会选择冒进拼一把，毕竟即使出血，他也会有一套成熟的方案来救场。

然而，假设医生的手术室被改造成一个透明的玻璃房，甚至医生的手术和操作视频都可以让病人随意拷贝，这对于医疗将是一场灾难。看起来一切都公开透明了，但是最后会演变成一种病态的医疗，医生将丧失自己的舒适领域，时刻处于监视之下，这个时候，医生会选择不去主动涉险，他宁可不去动那个可能转移的淋巴结，也不会让病人冒一丢丢风险，但最终还是病人来承担转移的后果。

所以我认为，手术不应当被品头论足。它是一门技术，也是一个良心活儿。用最好的监测手段来监督也许并不能解决问题，反而会加剧医患关系的紧张。

03. 选择权是否应该全权交给病人？

高考报志愿的时候，无论孩子是否有自己的想法，都会和家长商量一下。为什么我们在报志愿时会咨询家长呢？家长是行业监察员吗？家长做过市场调研吗？也许都没有。家长只是"吃过的盐比我们吃过的米都要多"，可以避免孩子在报志愿的时候一腔热血，做出让自己后悔的选择。

所以，在病人并不知情的时候，让病人对自己的身体进行选择，是一件非常不靠谱的事情。我们冠冕堂皇地给病人讲述手术可能带来的获益和风险，然后由病人或者家属自己来做决定，这无异于一种耍流氓的做法。

曾经有一个打工仔因为肚子疼，很多天没来看病，疼到晕过去才被同事送过来。一看腹部CT，肠子坏死了一大半，病人处于重度感染中毒性休克的状态，而且这位病人还没什么钱。我和他的妻子谈了好久，讲手术的风险和难度，并且手术后可能会进重症监护室，花费巨大，但是最后也不一定能挽救他的生命，甚至因为休克时间过长，有可能成为植物人，等等；如果不做手术进行保守治疗，等病人休克好一点再手术，虽然风险会小一些，但是很可能病人的感染会进一步加重，到时候更没有机会了。我进行着非常科班的谈话模式，扮演着一位冷静沉着的好大夫，理智、克制、平静、优雅。

但是妻子就是没法做这个决定，她一直重复一句话："医生，要是是你自己的家人，你觉得手术是做还是不做？"无论我怎么耐心地解释，她总是在自顾自地纠结。我确信我也做到了我应该做的，但是我并不敢直接帮助她来做这个决定。

就在这时，那个科室的主任跑过来吼了病人家属一句："你还想什么呢！你现在做手术虽然是找死，但不做手术是等死啊！病人那么年轻，有一线希望，等什么呢等！"她当时都被吼蒙了，但是她很快就下了决心，做了手术。手术一切顺利，病人在ICU待了

2 天就回到普通病房了。病人很快便顺利出院，家属也对主任千恩万谢。

但这次手术，是主任主动背负了医疗风险，如果出现任何不顺利，家属都可能埋怨主任让病人做了一个没必要做的手术。但是主任选择手术的理由，一个是经验所带来的对病人的直觉（病人有救，我不能退），一个是对病人家属的直觉（家属不闹，我可以上）。

所以在疾病面前，特别是在危急关头，所谓的由病人自己做主是一件非常荒谬扯淡的事情。医生必须要果断取得主导地位，建议病人采取正确的做法，做好"家长"应该做的事情。

04. 家长式医疗开始面临严峻挑战

《未来医疗》当中提到过，1440 年，约翰尼斯·古登堡来到德国，开启了活版印刷的时代，而这个印刷机的第一部作品就是《古登堡圣经》，这项举措看上去只是简单的复印技术，但是在当时，却大大改变了整个社会的结构。

在"听觉时代"，普通人只能通过聆听进行阅读，只有极其富有的贵族和祭司才能接触到印刷术前时代的手稿进行阅读，这部分人只占欧洲人的 8%。因此在这个时代，阅读是少数人特有的权利，这些人能够获得知识，并主导社会机器的运转。但是印刷术本身是一场交流的革命，它带来了知识爆炸。普通民众接触到了信息和科学，就意味着民智的开化，这在任何社会都是一件危险的事情。

当下智能手机普及，社交网络形成，让知识共享变得更加容易。

一个毫无医学知识的人，可以很轻松地了解到这个领域的最新进展，也可以轻松知道哪位医生在这个领域评价最高，去哪家医院报销比例最大等等信息。

过去的病人走进病房的时候，问的最多的是——

"医生，我这个病该怎么治？"

而现在问的最多的则是——

"医生，我看网上有人说……您说对不对？"

医生正在逐渐走下神坛，无论医生再怎么标榜自己的技术和经验，病人都逐渐了解到，医生并非神人，医生也是普通人，也会犯错误。了解了疾病的治疗流程之后，看到了网友分享的那些"医生可能会犯的错误"，自然就会有无数双眼睛盯着医生，并努力去发现那些对自己可能造成伤害的错误。

你会发现，输液的时候，盯着看护士排气泡的病人变多了，对着输液拍照片的病人多了；医生交代病情的时候录音的病人多了，对医生提问的也多了；甚至现在自己的亲人准备上手术台，家属都会开始蹲在主任的办公室门口，盯着看是不是主任亲自做的手术。

医患之间那一堵墙在逐渐透明化，甚至在被悄无声息地拆除，医生的权威受到的质疑与日俱增。

科技仍在不断地发展，病人拥有的信息量会与日俱增。也许将来病人要了解自己的身体状况，只要通过一项检测就能够一目了然，不需要医生接诊、问诊、查体和检查。到那时，病人才是最了解自己身体的人。这是否意味着，医疗将真的像国外的著作里写的那样，从医生主导的"家长式医疗模式",转化为病人为中心的"民主式医疗模式"?

05. 病人的参与度需要进一步提高

看过《乌合之众》的读者也许会反对书的结论,但有时候你也不得不承认,即使程序是正义的,民主也必定是无能且低效的。

《未来医疗》里面提出新的医疗革命,即个体参与者 IAP(individual active participant)应当上升到与医生共同决策的级别上来。例如应当把现在的"医生等病人上门"改变成"病人等医生上门"。我认为,这种个体的参与的确是值得鼓励和提倡的,但不应该作为主导。

例如我们知道,糖尿病病人的出院宣教,甚至和用药一样关键。糖尿病治疗的五驾马车当中最主要的部分其实在于饮食调节和体重控制,而并非采用口服药物或者胰岛素注射。因此聪明的病人懂得配合医生,主动进行节食和锻炼,从而在治疗当中获得最大的好处。而那些不希望参与治疗,得了病就躺在床上一动不动的病人,是在这场 IAP 的革命当中最应当为懒惰买单的。

再例如肠癌病人的造口护理,新生儿的喂养和抚触,其实都是在医院或者宣教中心进行培训之后,由病人家属或者新生儿家长来配合完成的。要记住,家庭是病房最好的延伸,把病房当中的工作逐步转移到家庭当中,让每一个病人家庭都掌握这项技能,这也是互联网最能提供服务的部分。

民主式医疗能够增加病人的参与度，增加治疗的成功率，但仍然不能以病人为中心进行，仍需要医生引导——作为医生，应该教会病人怎么做，什么时候该做什么。之后病人可以自己去努力落实，这没有问题。但是医生必须要明确地耐心地帮助病人做出医疗决策的选择，让病人对医疗过程和医疗结局有充分的认知，因为这才是病人的局限所在。

未来，医生的角色定位可能会发生变化，也许仍然是家长式医疗，但是会从"父母式医疗"变成"兄长式医疗"。

当体液和基因的筛查成为对肿瘤相对"客观"的检查时，不需要太多医生主观性的参与，医生的职责就会弱化，医生将从诊断及技术的第一提供者逐渐转化为医疗咨询的建议者。当诊断确定的时候，根据《NCCN 指南》的建议，治疗决策也基本确定了，那么医生的职责一定是根据你个人的情况，帮助你选择更适合你自己的治疗，这个也叫做个体化治疗，或者精准医疗。

例如当治疗费高到离谱时，是不是有一种治疗既价格低廉，同时有效性也没有比最佳方案低多少？又或者病人清晰地理解了指南的建议，也理解如果再次妊娠，病人和孩子的风险都会增加，但即使是这样，依然愿意承担风险继续妊娠，医生能否针对病人的预期做出预防和治疗的方案呢？

06. 医生的情绪也需要被管理和照顾

"为什么医生的情绪也要被照顾呢？我自己的情绪还没人照顾

呢，我还照顾他？我明明给他钱了，我还得顺着他？"我之所以要和你聊这个问题，是因为我们都有一个非常明确的大前提，就是咱们都希望病人的就诊和康复过程是顺利的。

很多人听到我是个肿瘤科医生时，会问："你每天面对那些生离死别，会不会很难过？还是已经麻木了？"其实，这些场景已经不会给大多数医生造成任何情绪上的波动了，反而是就诊过程当中的一些鸡毛蒜皮的小事，更能扰乱医生的心境。

有一个最常发生的场景：医生正在看病，突然间冒出来一个排在后面的老爷子说"就开个药"。如果医生不开，他就会絮絮叨叨地说自己赶时间，不是火车要晚点就是要去接孙子放学。如果医生停下看诊给他开药，正在看病的病人就会非常不乐意。医生无论怎么处理都没有办法皆大欢喜。这种情绪持续一天下来，即使是一个脾气和态度非常好的医生，也有可能会陷入一种奇怪的气场当中，甚至到最后会以脸红脖子粗的争吵收尾。

假设这位医生就是你爸爸的主治医生，当医生看完门诊晚上7点回到病房准备下班，你不由分说地冲上去问："医生，我能和您聊聊我爸爸的病情吗？"我猜想你的医生八成是这个反应："不是聊过了吗？我之前怎么说的就怎么做。"

我想你一定知道医生比较辛苦，也一定是小心翼翼地去询问的，但是面对医生冷漠甚至有些厌烦的态度，你一定会内心感觉有些委屈。接下来会有两种不同的走向。

结局 A

你和医生大吵一架——

"我和和气气地问你两句话，你什么态度啊！"

"我态度怎么了我！"

"你说你怎么了，你是主治医生，我问你两句病情你什么态度啊！"

"我没什么态度啊，我不是和你都说过了么！"

接下来可能会有一些护士和医生过来劝架。

结局 B

你忍下了心里的委屈，第二天白天看主治医师心情很好地在护士站和护士聊天。你走过去，直接、明确地询问："医生，我上次没听清，我们哪天回来复查？"医生回答："3周后。"问题解决。

你可能会觉得，我只是用了两个故事来告诉你对医生要尊敬一些，要"能忍"。但实际上，这是绝大多数的冲突发生或者不发生最真实的场景，而你需要关注的有两点。

其一，你有没有注意到，在 B 场景当中，最重要的是直接、明确地询问。这是什么意思？通常你想和别人聊天的时候都是先问："有空么？"但是对于医生来说，这个问题要跳过。在医院，特别是公立医院当中，虽然你也交钱了，医生也拿薪水，但是你的钱在大多数医院都不会转化成医生的钱。医生的收入和手术量是有关，但是关系也不是那么大，因此多治疗一位病人，多看一个门诊，并不会增加医生的收入，也就是说，医生跟你讲一句话和讲一天一夜的收入是相等的。所以从经济学的角度来说，医生提供的服务的价格会随着服务的增加而不断下降，所以医生和病人的聊天通常是"收拢式"的——一切向着解决问题的最简单的途径前进，而不去开放式地发问和回答。

如果你想尊重一位医生，就得尊重他的时间。理解了这一点，你才能有效地对你的医生进行时间管理。

不要用"我们聊聊吧"这种开放式的聊天方式开头，这会让医生觉得这个"聊聊"无法短时间内结束。如果医生还比较忙，或者虽然不忙，但是想休息10分钟喘口气，他就会抗拒跟你聊。但你上来直接问几个明确的小问题，医生反而会给你最直接的回复。

其二，选择合适的时间也很重要。我有过在半夜12点下手术台时当天第一台手术的家属冲过来问手术情况的经历。白天已经说过"手术顺利"，家属还过来问医生，是因为内心焦虑，希望得到医生的肯定和安慰。但不分场合和时间的询问，是对医生时间和精力的不尊重，会让医生认定你是个"不懂事"的家属，因此态度上会比较冷漠。

病人和医生不太可能在医院里成为朋友。我有相当多的病人朋友，但基本不是在就诊的时候成为朋友的。医生能够长期交往并且给予帮助的朋友，一定都是"懂事"的。说个真事儿，有一次半夜

2点，一位手术后 5 年的病人打电话问我便秘该吃什么药。我回答之后，就对这个号码采取了特殊措施。你当然可以站在道德的制高点来骂我，但我还是想要好好地活着。

病人找医生，大多数时候不像在某宝上挑选货物，看完所有的商品之后挑一个最适合的款式。选择医生存在着相当大的偶然性，治疗效果也是一个概率事件。所以在你的情绪允许范围内，克制自己想和医生聊天的本能，时刻提醒自己你的目标是让病人顺利地在医院完成治疗任务，在这个前提下，适度地去理解和善待你的医生，包括他的精力和时间。

07. 如何优雅地表示感谢？

有一次，在手术室里，病人被麻"翻了"之后，手术室的巡回护士脱下了病人的裤子，居然发现病人裤子里面掉出来一叠红闪闪的百元大钞，上面还有个纸条写着"感谢医生"。

手术室的护士也是见惯了世面的老大妈了，笑着扯着嗓子喊着："哟呵，现在病人上供带货越来越溜了啊！道儿上混的吧！"惹得一群人大笑。笑归笑，所有人还是把钱原封不动地放回他的裤兜。但是这还不是最可笑的。最可笑的是，从手术室到苏醒室再回到病房这一路上，护士都要进行核对和交接，上一班的护士都要对下一班的护士交代：此人兜里还有 5000 元整，上面捆着的绳子是完整的（意思就是说，这钱我知道但我没动过，我可告诉你了啊）。

看到这里，你一定认为我接下来是要和你讲如何优雅又不失体面地递红包了，那你可就错了，这种事情我是不会干的。我也不会说所有的医生都不收红包，毕竟各种各样的医生都是客观存在的。但我从医生的角度负责任地告诉你，有没有红包真的不会造成医疗质量上的差别。我无意歌颂医生多么崇高或者医生道德如何高尚，但客观上讲，因为任何原因一位医生让病人的治疗效果有了一丝一毫的折扣，他都要花更多的时间对病人解释或者进行补救，同时还可能因为这次的医疗效果不佳损失很多潜在的病人，对医生来说，真的是一点好处都没有。

　　说点实在的，作为医生，我会不会希望病人对我表示感谢呢？

　　当然也会。

　　我当然希望在带娃去游乐场玩的时候刚好碰到一位病人朋友，给我行个方便让娃玩个尽兴。在节日期间，收到很久以前的病人朋友的一张贺卡，几袋牛肉干，也会十分高兴。更功利一些来说，我也希望结交一些能帮助我的好朋友。

　　我不提倡给医生送礼，但人际的往来本身就是一件再正常不过的事情，过度的道德绑架或者金钱交易都是畸形的，一切顺其自然地发生就是最好的。

　　我曾经收到过很多病人自己的字画和出版的书籍，这与金钱无关，重点是这是他们最引以为傲的东西，对我来说就是珍贵的馈赠。我记忆最深刻的是曾经一个老爷爷给我送了一块糖。他是这样说的：

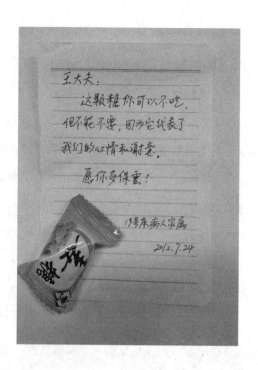

这是一位 83 岁的老爷爷，刚刚做完了结肠癌的手术。儿女都在国外，手术是老两口瞒着孩子们做的。虽然我一再强调这不是一个小手术，儿女最好能回来看看，但是老人家还是说孩子们已经有了自己的事业和家庭，只要成年了就要过自己的生活。手术结束之后，恢复很顺利。在他们出院的时候我刚好做手术去了，回来的时候惊喜地收到了这份神秘的礼物。

经常会有病人来问我，红包应该怎么送，送给谁，送多少，这些问题我统统拒绝回答。但是我觉得，如果你信任这位医生，在手术结束顺利出院之后，你和医生已经不是医患关系时，你再做出感谢的行动，会降低很多医生的防备，因为这个时候你所表达出来的

"善意"和"感激"才更真实。手术之前送红包，你的"感激"更像是一种试探和裹挟，是在焦虑、恐惧和不安状态下的无可奈何的举动。

我并不主张你送钞票或者锦旗。钞票太明显，锦旗太没用。如果你真心感激这位医生，只要拿出你觉得最有诚意的东西就好。而之所以让你治疗后再表达感谢，是因为我觉得不应该只是花钱买一个安心，而应该抱着交朋友的心态真心实意地去和医生产生交集。

癌症的康复是一个漫长的过程，所以我是希望你通过任何你能想到的方式和你的主治医师成为好朋友的。我的病人朋友，他们每三个月、半年的复查，来医院挂号做检查，不需要等检查结果出来后才可以走，我抽空看一眼检查结果，告诉他们没事，就省了他们太多的时间。而我之所以这样做，并不是因为我贪图他们的礼物或者财物，而是那些年轻人确实很懂得如何和我这个同龄的医生做朋友。

其实作为医生，我要求的真的不多，只要你能够认可并且相信我是想帮助你的，对我的所作所为真心表示感激，这样的病人我留个微信是随手的事情。你时不时对我的朋友圈点个赞，节日的时候发个简单的祝福，作为我来说，出于礼尚往来，看一下报告、回答一点病情方面的问题，确实是举手之劳。

总之，你要努力让医生知道，你的情商很高，并不是一个不懂事的人。同时，你也可以主动地、自然大方地和医生说你是哪个行业的人，你觉得你有哪些能够为别人提供帮助的地方，都可以让医生知道。交朋友最重要的就是能够互相帮忙，所以在这方面，你主动一些也完全没有问题。

我的老婆总是吐槽我不会说话，因为作为一个肿瘤科大夫，我经常会说："如果以后有问题可以找我。"她觉得这样太不吉利，别人才不想有事找你呢。所以我现在会换个说法："我是肿瘤科大夫，祝你们以后不用找我。"大家相视一笑。在当下癌症发病率高企的现状下（中国老百姓一生的患癌率大概在20%—30%），他多半会因为自己或者家人的肿瘤困扰来咨询我。所以如果你刚好因为一些机缘巧合结识一些医生朋友的话，也建议你把握住，这样的朋友不可多得，平时也要记得偶尔关心一下哦。

第二章

心态篇
癌症没有想象中那么可怕

第一节　收到癌症诊断书后，到底要不要告诉他

我实习的时候，看到护士站的正中间有一块板子，上面插着红黄蓝绿各种颜色的小卡片，卡片上写着病人的名字，颜色代表的是不同的主管医生，这就是科室病人一览表。

我注意到一个小纸片的右下角写着几个字——"不知情"，就问当时的带教老师，这是什么意思。带教老师诡异地笑了一下，和我比了个"嘘"的动作说："就是病人不知情呗。我跟你说，这种病人你最好少招惹，小心说秃噜嘴了家属找你麻烦。"

但是巧了，我当时跟的住院医生刚好管这位病人。师兄说病人是近期大便有血才发现结肠上长了个不小的肿瘤。他的女儿和所有的医生护士都交待了千万不要告诉他病情，怕他知道受不了。师兄让我去问病史写个病理，我非常紧张地去了，心里一直默念："不要说漏嘴，不要说漏嘴。"

这是位看起来很慈祥的爷爷，大概 70 多岁，要做结肠癌手术。

我翻出小本子问起病史来，从现病史到既往史都非常顺利，直到我问他是"大便发黑，还是便里有血；是先有血再有便，还是先有便最后有血"这些临床的基本问题。

老爷爷狡黠地笑笑，他反问了我一个很有杀伤性的问题："那小伙子，你说说，除了肿瘤，还有什么病也和我这样便血的？"

"这个……应该……好像……"

我那个时候也是资历尚浅，社会经验和临床经验都严重不足，被这个问题问得哑口无言。老爷爷长舒一口气，边笑边点头，仿佛一下子释然了。他似乎看出了我紧张又忐忑的心情，挥挥手说："坐坐坐，别客气，咱聊两句。"

"小伙子，其实我早就知道自己啥病了，你说我得的病不是结肠癌，我又没傻是不是？前两年我老伴儿得癌的时候我就跟闺女一块儿瞒着她。现在轮到自己了，你说他们怎么瞒得过我？"

我有些纳闷地问："那您，咋看起来……好像确实不知道？"刚说出去我就想抽自己，他不傻，是我傻啊，这不是典型地被人套话么！死不承认就是了啊！然而老人家似乎无所谓的样子，好像确实已经知道这件事很久了。

"这不是装傻么，难得糊涂啊，儿女们又不是安的坏心，不就是怕我担心么，是吧？但是这人啊，真的都太了解自己的身体了。以前我身体棒得很，年轻的时候估计比你跑得都快。这几年爬山都没问题。这几个月感觉实在太虚弱了，我就知道肯定是哪里出问题了，果然，逃不掉啊，呵呵。"

老人摇摇头叹口气，但是并没有感觉到他很绝望，反而看起来十分坦然，一副大限将至无所畏惧，反而和阎王爷下着棋谈笑风生的感觉。

我发现确实说不了假话了，也打趣道："那就是说，孩子不想让您知道，您不想让孩子知道您知道，我的妈呀，您这一家无间道啊。"我在心里还想了一句特别好笑的话：现在我知道了，那我还不能让家属知道我知道他知道……

走的时候，老爷爷冲我挤了挤眼睛，看来，我确实要帮两边保守秘密了。

做了好多年的肿瘤科医生后我才发现，这种情况不是偶然，甚至是一种普遍现象。家属和病人之间好像隔着层窗户纸，哪怕彼此都知道对方已经感受到了，也不会说破。双方像站在一个微妙而又危险的信息跷跷板上，谁也不敢轻举妄动。

01. 只有中国人没有知情权吗？

学医的时候老师说，这种情况只有在中国才有，因为中国的病人没有知情权，只有家属才有知情权。如果是在美国，是由病人自己来决定家属是否有知情权的，因为病人的病情属于病人自己的隐私，他才享有最主要的决定权。

然而事实上，问题也并非这样绝对，其实不止中国，世界各国都有过类似的研究来解答这个问题：病人到底想不想知道病情，以及病人家属到底会不会告知真实的病情。

来自意大利人拉扎罗·雷佩托的一项研究发现，在194名老年癌症病人的家属中，64.8%的人选择把完整的信息告诉病人本人，包括诊断内容、治疗方案和预后情况。另外，病人的配偶更倾向告知病情（80%），而孩子更倾向不告知（58.7%）。研究表明，不告知病人病情其实和病人本身的意愿不相关，而是与监护人／提供照顾的家属的心理脆弱度以及需求最相关。由于老年人需要家庭来解决自己的健康问题，家属的技能和心态就尤为重要。

只能说在中国，知情权的缺失确实更普遍，但即使是这样，中国的病人当中，也有75%的病人明确表示：他想了解自己的病情。

为什么在中国这个问题显得尤为严重呢？是由于父辈和我们之间的知识结构差别过大，导致两代人对疾病的理解不一样。说白了，就是他们不懂，或者是我们认为他们不懂。很多老人只有小学或者初中文化，一辈子种田打工，大字也不认得几个。你让他知道自己得了肿瘤，他只能想到邻居谁谁得了肿瘤死掉了，然后就沉浸在抑郁的心情当中无法自拔，而不会想到应该如何治疗的问题。

两代人的文化差距不太大的时候，隐瞒情况就会比较少。我曾经有一位病人是清华大学的老教授，他把自己的血检结果做成折线图进行统计分析。我问他儿子有没有瞒着父亲的病情，儿子挠挠头说："我还瞒他？他比我们谁都精明，谁能瞒得住他？"

因此，正是因为这种差距，或说差别的存在，让年轻一代认为自己需要瞒，也有能力瞒。父辈不需要听懂这些，只要按晚辈说的去做就好了。

从另一个角度来分析，中国的病人为什么会心甘情愿接受"被瞒"呢？我相信，如果不是自身患病问题，而是房子要拆迁了，会赔款多少钱或者多少套房，你的父亲是不可能由着你瞒的。这其中有一个非常大的问题是：在中国看病，是需要花钱的。我们都知道医保不能报销全部，所以，谁花钱，理论上就由谁来做主。当健康问题涉及到了钱，就变成一个非常复杂的社会经济问题。

我在病房看到一位老人在唉声叹气，就上去攀谈了两句。他刚做完手术，手术病理是中期。我于是安慰道："那就补点化疗吧，反正化疗也没什么的，现在痛苦也比以前小多了。"

但他不停地"啧啧"着，似乎心里有些不满："我不是担心这个问题，我其实是担心……哎……"

我有点纳闷。

"我就跟你直说了吧，其实我儿子他们和我说，我这个是早期，不用化疗了。但是我一查，这个好像得化疗，你看你也说需要化疗，是吧？"

我不明就里地点点头。

"其实吧，我给孩子买完房，手里就不剩几个钱了，现在给他们带孩子，我每个月的退休金还得往里搭不少。所以他们现在跟我说不用化疗了，我就想他们是不是怕花钱啊，我估计就是这个儿媳妇不想给我好好治！"

我劝道："那要不您就自己治呗，现在化疗也没有多少钱。"

老人家白了我一眼："你说没多少钱可轻松，我们小老百姓手里边能有多少钱，我现在兜里就那几万块钱家底儿了。我要吱声说治，他们肯定要让我自己出，我才不出呢，医生你帮我劝劝他们说这个不化疗不行啊，我这不能耽误了啊！"

我知道，这又是一出家庭伦理剧。这种事我向来不掺和，我和老人说："下次查房的时候您问一下，我也会和家属建议一下。至于怎么选择，您一家人还是坐下来心平气和好好商量一下。"

我忘不了当时他那个眼神。这样的剧情在医院时刻都在发生。

谁出钱，谁知情。

02. "善意的谎言"都有什么办法？

几乎每家肿瘤医院的门口，都会有一家打印店。一次我去打印个标书，听到旁边的一位大叔问："小姑娘，麻烦你个事儿，这个你们这儿能做吗？"他从兜里掏出一张图，赫然是一张我们医院的病理诊断报告。小姑娘挑起眉毛看了一眼，还没等大叔说什么，就立马点点头说："没问题，改成良性的是吧。哦，你这个写的是腺癌，就改成腺瘤好了。你看他这个淋巴结转移呢，比如把这个 4/5，意思就是 5 个淋巴结有 4 个是转移的，我给你改成 0/5，你就解释说没转移，这样您看行吧。他们都这么改的，我们这每天改个几十份，很熟练了，一张报告 30 块钱。"

我不得不惊讶，现在打印店的小姑娘看个病理报告都这么专业了！一天改几十份，按照我们医院的这个流量，感觉至少有 1/10 的家属都来这里改过报告啊。再加上去其他打印店修改的，自己在家修改的，就更多了。

看病的时候也是，我们经常会碰到家属给我们看的本子是他们精心修改过的，然后从兜里掏出一张破破烂烂卷着边儿的纸，是"正本"。

有时，医院会开一些口服的化疗药物，很多家属就去药店买一堆维生素片儿，把药掉包，跟老人说医生让每天补充维生素。这种做法是有风险的，因为它吃2周后要休息1周，有老人当它是维生素片儿一直吃，还好发现得及时，不然后果不堪设想。多吃两天化疗药可能还没什么，但是你要瞒一个人，你就需要让他以外的所有人都知道真相才行，不然这个药如果被不知情的人吃掉，或者被家里的小孩子误服，那真的会毁掉不止一个人的生活。

我还听说一些家属会买通周围的病人，例如给周围的病人都送点吃的喝的，让他们都说自己是诸如溃疡、囊肿之类的毛病，然后忽悠自己的亲人说他得的也是良性病。

当然，绝大多数的病人家属都会在第一次看医生的时候，先提前走进诊室，跟医生"交代"几句。我不得不说，下次你们再"交代"的时候，多学习一下《演员的自我修养》这本书。行为鬼鬼祟祟，神态极其猥琐，在病人眼皮子底下还互相使眼色，这你也就在电视剧里骗骗那些皇上一样的大猪蹄子，现实生活中只要这个人不傻都知道你们是啥意思。

其实在肿瘤医院，你大可放心，大夫们通常比你还谨慎，能不和病人说的都不会和病人说，都会先问家属是谁。从求生欲的角度来说，大夫更怕被家属揍，所以请放宽心。

03. 怎么判断是否要告知"得癌"这件事？

不同病情选择的策略大不同。

早期病人，如实告知或善意隐瞒均可。李女士今年45岁，发现早期肺癌，已经做了手术，手术结果显示也是早期。家属可以选择告知实情，毕竟是早期，病人可以逐渐接受现实。也有的家属选择隐瞒，反正是早期，后续也很少复发，更无需进一步治疗。这两种选择都没有原则性错误。

中期病人，必须告知。王先生今年50岁，胃癌中期，医生认为手术后需要做化疗进行巩固。从医生角度来说，这种情况建议一定告知，不要只顾着担心病人发现自己得癌一事。因为很多病人在不知道实情的情况下，会选择"不化疗"，这对于病情来说是最不利的。如果只是因为担心告知病情而私自改变了医生制定的治疗决策，病人可能会遭受更严重的潜在伤害，也就是说你看似"温柔"的决定可能会造成更大的伤害。

晚期病人，可难得糊涂。张先生75岁，晚期胃癌。医生认为无论是从疾病治疗角度，还是从张先生身体耐受角度，都没有非常好的治疗模式，医生不建议更加积极地治疗。对于这样的病人，我们唯一能做的就是提高病人的生活质量，减少疾病痛苦，而不是以治愈癌症和延长寿命为目标。因此在告知策略上，我们可以采用"难得糊涂"的心态隐瞒病人。

不同文化程度策略也不同。对于不同知识层次的人，要选择不同的解释策略。

老年、受教育程度低的病人，可一切从简。假设你要给小学文化程度的 80 岁的奶奶解释癌症，你很难从基因突变等角度来解释癌症为什么发生，也很难从"5 年生存率"这些名词来描述能不能治好，你可能需要换成的词汇是"没事儿，大夫说切了就完了""肺里长了个小疙瘩，指甲盖这么小，良性的""就做个小手术"等，用老人熟悉的词来降低老人的紧张感。

年轻、受教育程度高的病人，可如实告知。但如果你面对的是一位三四十岁的高知中青年，作为 ta 的伴侣，你不可能完全瞒得住。ta 会对自己的病情有更强的了解意愿，并且也有能力自行在网上查询资料。对于这样的病人，无论是你还是医生，都应该用更专业规范的语言来精准地描述 ta 疾病的状态。

重要的不是说什么，而是怎么说。在告知坏消息的过程当中，有哪些方法呢？作为医生，我不主张一味地隐瞒，选择合适的方法告知可以有效降低病人遭遇巨大心理创伤的程度，缩短病人从被动接受坏消息到主动接纳坏消息的时间。

美国 MD 安德森癌症中心的心理学教授曾提出针对癌症病人的"坏消息六步沟通法"，设计目的是从流程上帮助医护人员更好地去告知病人和家属实情，作为家属的你也可以借鉴。

坏消息六步沟通法

第一步：预测谈话结果

在内心演练一遍，把自己要说的事情和朋友或友人先梳理一下，做到用合适的方式和语气，明确地表达要讲的内容。

选择一个合适的场所，注意隐私保护，让对方来决定是自己听还是找最信任的亲人一同听。

第二步：预测病人的想法

一方面，要了解病人目前对自己疾病的认识，比如问："你知道咱们最近做的检查都是为啥？"通过旁敲侧击的方法来感知病人目前对疾病的了解程度，有些病人可能完全没有了解，而有些可能偶然看到了一些，已经知道了八九成。

第三步：征得病人的同意

即使你很明确病人很想知道自己的情况（大部分人都有此意愿），也要征求病人的同意，但是这一点要注意方式和语气，例如："你想不想听我说说医生怎么讲的？你想不想看看检查结果？"有些病人会表示："你们知道就行了。"这个时候也要充分尊重病人的意愿，甚至可以说："也是，反正也没什么事儿，医生已经都处理好了。"

第四步：给予背景信息

在告知实情时，因为大多是你说他听，所以要注意以下几点：

1. 从病人能够理解的讲起，比如目前哪里有个瘤子，瘤子有没有扩散；

2. 避免过于直接的说法，比如"医生说现在情况很不乐观，没什么希望了，晚期了，已经耽误了"等；

3. 循序渐进地解释，确保病人听懂了再进入下一个知识点 /

环节；

4. 如果预后的确非常不好，避免表现出"只能这样了"的态度，永远要给病人留以希望。可以用对比法来表示病人的病情不是最糟糕的。举个很常用的小例子，如果是非小细胞肺癌，就可以说这个预后好，治愈率高；如果是小细胞肺癌，就可以说这个对于放化疗特别敏感，给病人留以希望。

第五步：富有同理心

要知道你永远不能取代病人去完成这个接受的环节，任何人接受坏消息都会有拒绝、沮丧、抑郁、接纳等几个过程。每个人从拒绝到接纳的过程可能非常不一样，但这都是无法走捷径的。

很多病人家属会说："你看我就说不能告诉他吧，告诉他之后他整个人都崩了，饭也吃不下，觉也睡不着。"有些家属甚至会责怪病人："不都说了没什么事吗，你咋还老乱想！"这些都是不对的，一定要给病人充分的时间来接受和消化，他任何的情绪都应当被理解和包容，家属要做的就是积极的陪伴，不能急于求成。

第六步：共同想办法和总结

最终要给病人一个结论性的总结，告诉病人我们目前在一个怎样的状态，我们未来要朝哪个方向努力，让病人时刻保有希望。要让病人了解你和他是一个阵线的战友，你会倾听他的心思，感知他的情绪。适度地拥抱他让他感受到你的温暖，并且让他能够充分地信任你，你可以和他一起积极地寻找对策。

要接受他的崩溃，这是正常的，也是必经的过程，旁人无法替代。要知道，这并不是什么坏事。人在接受坏消息，特别是癌症这种灭顶之灾的时候，要经过"拒绝承认现实，愤怒，寻找虚假希望，抑郁，最终接受现实"这五个阶段。人和坏消息和解是需要时间的，不要低估任何一个人，也不要剥夺任何一个人思考生命终结的机会。如果病人向你求证，你却一直用谎言蒙蔽他，到了他的最后一两个月无法行动的时候，才得知一直被你隐瞒的真相，这时他连自己最后想圆梦的机会都没有，这又何尝不是真正的残忍？

第二节　家人得了癌，你真的可以不用装得那么坚强

张雪是我一位肺癌病人的女儿，第一次见面的时候我就对她印象深刻。她对医生、护士非常有礼貌，医保手续办得井井有条，跟医生沟通一说就明白，十分有分寸感，不毛躁，不冒失，大方得体。然而我之所以能记住她，更多的则是因为她的父亲。

我查房的时候，总能看到她父亲叉着腰骂她。张雪就在一旁听着，勉强保持着微笑，似乎不希望被医生发现他们父女之间的不愉快。无论再怎么委屈，张雪总是把看病放在第一位。

那天我偶然听到几句："你去上班吧！放我一个人在这里死掉算了！生的女儿就是别人的！"一般人听到这种话总会忍不住为张雪说两句好话，但作为医生，我很少插手病人的家事。直到有一天，我看到张雪在墙角哭。我心里大致明白是怎么回事，走上前去递了张纸巾。

当这个大方得体的女儿卸下了防备，我才知道她让自己坚强起

来多不容易。家里的钱为给父亲看病花得差不多了。父亲脾气不好，和亲戚之间基本没有来往，不方便借钱。自己刚刚开始工作，又不敢多请假，每天都是抽空过来陪父亲。母亲和父亲关系也不好，这段时间母亲要照顾姥姥也过不来。

"我每次都跟自己说，要努力对他好点，他是个病人啊。"张雪这样说道。我仿佛看到了《神雕侠侣》中那位叫做公孙绿萼的姑娘。面对自己的生父，即便知道自己被利用、被伤害，也无法抗拒。我想，这大概是中国的儿女们对孝道最基本的理解，也是最无奈的接受。

但是醒醒啊，他只是病了，仅此而已。

曾经有一个非常滑稽的电影片段，出自《三少爷的剑》。

夫子熟读孔孟，是这里最有文化的人，剑客问他："如果明天你就要死了，今天你会做什么？"夫子说："我会很好地安排自己的后事，然后静静地死去。"

剑客逼迫他说实话，他立刻屃了，跳上桌子喊道："我会去青楼把最好的姑娘都叫来，然后脱光了衣服和她们睡觉！睡完了觉，我再去赌一场！真的！我这一辈子就想做这两件事！我要嫖！我要赌！"

很多人一生活得非常规矩且克制，但是在面临死亡的时候，会把人性中最真实的欲望解放出来。我见过很多人成为病人之后，脾气变得异常暴躁，原本和蔼可亲的家长也会一夜之间变得凶神恶煞，难以沟通。

你一定听过斯坦福的狱卒实验，虽然这个著名的心理学故事已经被证伪了，但并不影响我们认可这个故事所带来的结论，因为这在生活当中比比皆是。当一个人被赋予了某种权力，就有可能会出现权力的失控。癌症病人有时候会认为"我是个病人，你们都应该顺着我"，其实这是一种并不健康的思维模式，它并不会因为家属的一味忍让和顺从就改变。

这就是权力失衡的表现，作为一个病人，他在家庭这个小空间里获得了至高无上的选择权和支配权，没有人敢忤逆他的意见，他利用家人对他的同情和一点点惭愧，甚至对家人造成伤害也无动于衷。在医院里，你既能看到为了不给自己的孩子添麻烦而走上绝路的病人，也能够看到每天都像个醉鬼一样骂爱人骂孩子的病人。

你选择无条件地让步和妥协，就像你对自己的孩子那样努力地包容和理解他，这只会让权力失衡越发严重。你需要让他知道，你已经很努力了并且问心无愧，逐渐把你们的角色转变为平等而非一方的绝对压制。

我无法告诉你应该怎样去做，每个家庭都有自己的解决方案，也许是一次痛彻心扉的争吵，也许是一次暖心的秉烛夜谈，也许是彼此之间留足了空间的冷战。但是我认为，如果你认为病人的无理取闹已经远超过你的忍耐程度，请一定要坚决地把关系处理好，这是未来双方都能够正常地对抗疾病的前提。

提醒即将开始照顾癌症病人父母的朋友一句，一定要像对待健康的父母那样对待患病的父母。不要因为亲情的羁绊就过于退让。

一旦病人的"强势"被养成，再纠正就要花更多的时间和精力。另外，家属之间要互相帮助。在病人面前多赞美，少抱怨。有一些家属会在病人面前讲其他家属的坏话，例如"就我来，那谁一直都不来""钱都是我和您出的，老二挣那么多钱都不说多出点""当时要是听邻居的用进口药估计就不复发了，都是老大说国产的也行，他就是图便宜"。这种话只会让病人留下疙瘩，加重病人的不幸福感。

我和张雪简单说了说我的想法，之后那段时间，她没再出现，只留护工照顾父亲。父亲骂骂咧咧了两天。护工听不下去了，开始劝他，说孩子给咱们出钱出力看病那是福分。旁边床的男病人也一个劲儿地劝他。这位病人被"晾"了几天之后，突然有一天好像回过味来，再也没有那么盛气凌人了，肩膀耷拉下来，也没有了之前的怒容。

张雪再次出现是办理出院手续。我在护士站远远地看着他们。

张雪走进病房，用平静的、听不出喜怒的口吻说："爸，出院办好了，走吧。"

病人点点头："嗯，走吧。"

两个人之间的情感淡了许多，但我相信，他们会好的。当关系摆到了一个正常的状态，作为女儿的她尽力而为，作为父亲的他懂得感恩知足，她最终能够找回那个过去严肃却负责的父亲，他也能找回那个懂事又体贴的女儿。

疾病落在家庭上面是一个巨大的打击，但正是因为有这样的打击，我们才更珍惜彼此。每个人对于这个世界都是微不足道的一粒沙子，但对彼此而言是绝对的依靠。

这就是家啊。

01. 你要成为太阳，才能照亮你的月亮

你有没有过在回家之前先努力哭好，哭得没有力气了才敢迈进家门？

你有没有过看到家里出现任何"癌"的字眼都会赶紧盖住，听到电视台播相关的内容就赶紧换台？

你有没有偷偷买了很多防癌抗癌的书籍但是从来也不敢拿进家门？

你又有没有在医生不小心告诉了病人得癌的事情之后怒不可遏？

如果是，那么很抱歉地提醒你，你也许患上了"家属敏感综合征"。你对于癌症的一切都过于敏感，你对于病人的关心体现在你想帮助他扛下所有的伤害，你不愿放弃一丝一毫帮助他恢复健康的希望。但也许，对他造成最大伤害的，会是你。

我们每个人都不是天生的演员，无法做到喜怒不形于色。如果没有接受过系统的培训，又想硬演，那结果一定是动作僵硬变形，你演出来的东西甚至都无法让自己相信。

病人其实就是月亮，能照亮他的只有太阳。你只有先点亮自己成为太阳，才能照进他的内心。

我有一位很好的朋友小玉，她的妈妈得了肺癌。她每天的朋友

圈都在给自己打气，转发很多心灵鸡汤的故事，但是每天都要做很久的心理建设才能回家。她说面对妈妈的时候总是忍不住想哭，只要哭了妈妈就会认为是自己的病不乐观。"我可以背地里哭，但我当面必须要笑。"她不让妈妈做任何家务，不做带孩子这种"繁忙的""会引起免疫功能下降的"的事，天天在家里养着。

我送了她一本我写的《癌症病人怎么吃》，她包上了厚厚的书皮，似乎要用一层封印盖住那两个不愿意看到的字。她不想让这个世界知道她的秘密，甚至连妈妈也不能知道，她只希望只身与癌症做斗争。直到有一天，她发现家里的桌子赫然摆着一本书，正是《癌症病人怎么吃》，上面还有妈妈做的标记。她一下就急了，妈妈当时不在家，她到处问是谁给妈妈买的书，还一度怀疑是我寄错了，又寄了一本给她。她整个人崩溃了，觉得自己辛辛苦苦编的一个童话被这本书给戳破了。

正心急如焚的时候，妈妈回家了。"哦，书店里看到就买来读读，还挺有意思的。之前听他们说觉得挺吓人的，原来啊这病人家也都得。我这多看看长长知识，你别说，反而觉得没那么吓人了，呵呵。"

小玉和我说，她压抑了几个月的情绪一下就喷涌出来。之前一直佯装的坚强在那一刻不堪一击。她发现，自己不是那个能够给妈妈带来正能量的太阳，只不过是一个佯装大人的孩子罢了。

02. 要允许病人有坏情绪

癌症病人最难过的夜晚通常不是手术前的那个夜晚，而是出病理报告的头一天。明天就知道自己得的是不是癌，是早期还是晚期。这个夜晚是最难熬的，而病人在拿到自己报告的那一刻，你猜他们最希望听到的消息是什么？是一切都弄错了，大夫弄混了片子，把一个癌症病人的片子错认为是他的了。即使这种虚惊一场的例子几乎从来没有发生过，也阻止不了大家怀有这样的希冀。

有些人认为癌症病人不该抑郁，不该发脾气，应该勇敢地与疾病斗争，这样才是求生存最该有的状态。这话没错，但实际大多数人在知道自己患癌的第一时间涌出的情绪是愤怒和抑郁，需要一段时间才能够平和地接受这个事实。在这段时间内，病人会有各种不同的表达情绪的方式，甚至会骂人、砸东西、自我放逐或者发疯地沉迷某件事物。家属需要做的是引导和疏通，而并不是堵住他的表达。

有一个乳腺癌病人的老伴儿逢人便说："哎，她就是情绪不好，脾气不好，天天闷着，所以才憋出的这个病，乳腺癌就喜欢小心眼儿的人。"他这样做最开始的时候也许只是为了获得朋友的支持，毕竟明明到了安享晚年的年纪，却要天天和上班一样带老伴儿去看病，还要负责家务和送饭。但是天下没有不透风的墙，这些话很快就传到了病人的耳朵里。可想而知，她本就脆弱的情绪又受到了重重一击，慢慢地她就呈现出抑郁的状态。

这些话对于病人来说无疑是"二次伤害"，不仅会引起病人的情绪失控，更可能成为病人"黑化"的导火索。不要随便给病人的病情归因。疾病对于每个人来说都是概率事件，这就像有人从墙外往墙内扔砖头，砸着谁是谁。你不该指责病人，正相反，你应该理解病人的情绪是合理的。

除了心理上的打击之外，癌症病人还面临着身体上的痛苦。经历过气管镜检查（令人绝望的濒死感，有的人形容像溺水死过去被抢救回来一样）、核磁共振检查（被放进一个狭小的盒子里听着机器巨大的嗡鸣半个小时）、手术（担忧自己睡过去就再也醒不过来）和化疗（上吐下泻），再加上癌症本身带来的疼痛和因此导致的睡眠剥夺，你让病人如何能保持良好的情绪？如果你也亲身经历了这一场身体和精神的双重暴击，你就能理解癌症病人了。

令人欣慰的是，从临床医生的经验来看，这种极端的情绪通常不会超过3个月。在最开始的时候病人会焦虑、失眠，甚至因为一些小事对家庭成员发火。之后，他慢慢学了开玩笑，能和别人自然地提起自己的病，慢慢尝试着安排自己的后事。过了一两年，他发现真的没有复发的迹象，他会感恩生命赐予他的重生，他开始反思之前的坏脾气，对人生重新燃起了希望，甚至想要多做一些有价值的事情来回馈家庭。这个过程是一个人重新认识生命的过程，不要打断或者人为地去加速它。你需要努力让自己保持一个正能量的状态，陪他一起经历这一场蜕变。

第三节　游戏能帮助病人获得持久的心流体验

　　看到这个题目，你可能会觉得有些突兀。癌症是一件非常残酷的事，它不仅仅是对病人的一次人生重创，更可能将人生带向万劫不复的深渊。这一切和"游戏"给人带来的情感应当是截然不同的才对。

　　让我们先回顾一部电影，叫做《美丽人生》。这部奥斯卡最佳外语影片讲述的是二战期间，一个幸福的犹太人家庭因为希特勒的血洗犹太人计划而被关进了纳粹集中营。幽默而勇敢的父亲为了保留孩子的童真和快乐，和儿子开启了一场"游戏"，而游戏的最终胜者可以获得一辆坦克车。年幼的孩子是多么想要一辆属于自己的坦克车呀。于是他按照爸爸设计的游戏规则，幸运地躲开了所有法西斯的迫害。爸爸被抓走的时候还在努力暗示儿子不要出来，最终爸爸死于纳粹枪下。

　　第二天黎明，一辆真的坦克车轰隆隆地开到了儿子的面前，下来了一个美国士兵，将他抱上了坦克。他与关押在另一个集中营的妈妈团聚了，他"赢得"了这场游戏。

这部电影当中，伟大的父爱感动了太多人。父亲设计的"游戏"，陪伴着孩子走过了纳粹集中营的饥饿、恐惧和寂寞。这就是"游戏"的神奇魔力。我们今天要探讨的，正是如何巧妙地应用"游戏"来让人获得持续的心流体验。

01. 持续的心流体验，是病人需要追求的最佳状态

"心流体验"一词出自心理学家米哈里·契克森米哈赖的《心流》一书，它描述的是一种将个体注意力完全投注在某种活动上的感觉；心流产生的同时伴有高度的兴奋及充实感。米哈里提出使心流产生的活动有以下特征：我们对于所从事的活动是力所能及的，且具有一定挑战性，我们可以通过不断地练习来增加完成它的能力。

你可能会想，如果病人没什么文化，和他讲心流体验不是对牛弹琴吗？这个想法不对。心流的伟大之处在于它属于全人类，人类所有的欲望、自私和善良都是心流得以存在的基础。一个画家可能会在自己画了一年终于完工的画作面前痛哭流涕，一个农民也可能会躺在自己丰收的麦田里感受到发自内心的欢喜。

米哈里认为，心流的产生需要一些条件。它并不会因为物质而凭空产生，例如你刚刚继承了几个亿的遗产，因而搬进了一所豪宅当中，你可能会产生一瞬间的快乐情绪，但那并不是心流。心流的产生需要一定的障碍，人通过坚持不懈的努力而最终克服困难达成

了某个心目中特定的目标时，产生的幸福和充实感才是心流。

对于癌症病人来说，这是最完美的解药。癌症在当下仍然是一种我们不能完全理解、大部分病人不能痊愈的疾病，如何能够在癌症的打击下重新找回健康的生活，甚至如凤凰涅槃般获得高于普通人的人生体验，都需要不断追寻持续的心流体验。

我讲一个例子。一位作家，他追求的永远是写出让自己觉得满意的作品。每写出一部作品，他就获得了短暂的心流体验。之后他会对自己提出更高的要求，要求自己进一步突破。在这个过程中他精进了写作的技巧，因而他也有能力向自己的新目标继续挑战。经过一段时间的努力之后，他再次成功超越了原来的自己完成了一个新的作品。他的这种感受就可以定义为持续的心流体验。这样的人生可以说是最幸福的，他与金钱的关系并不绝对，但是更多的作品带来的更多的收入也同样会增加他的幸福感。

因此，对于癌症病人，你可能无法改变最终的结局，但你能通过特殊的游戏设计，让病人每时每刻都能感受到有事做，有人爱，有所期待。

02. 制定合理的目标，是游戏化康复的基本逻辑

我们来看一个例子，你就知道游戏在病人的康复当中有多重要。

在进行肺手术的时候，需要采用特定的麻醉插管技术让手术这一侧的肺瘪掉，手术之后再吹起来。这个过程就有可能会造成肺膨胀不全，引起肺功能的下降和胸腔引流量的增多。

最早的时候，胸外科是采用医生和护士言语鼓励病人术后多咳嗽、多深呼吸的方式来促进肺手术后肺的复张的。但是这很难量化，病人很难理解到底需要锻炼到什么程度才算合格。医生还说多吃水果和蔬菜呢，你也不会一天吃一百根香蕉的，对不对？

另外一方面，护士也很难判断你是不是锻炼到位了，只能等过几天拍过胸片才知道肺复张的效果好不好。但是这个时候已经错过了最佳的时间，胸腔里的粘连已经形成，肺的复张变得更困难了。

之后，胸外科的医生们想了一个办法。他们给每位病人发一个呼吸功能训练器。这个仪器构造很简单，病人需要通过吸气一口气把 3 个小球全部吸起来。病人在手术前通常都能够吸起 3 个球，但是手术后的第一天也许只能吸起 1 个球。这时医生和护士不需要再用模糊的字眼"鼓励"病人深呼吸，可以明确要求病人今天必须要吸起 2 个球来。病人和家属一下子就心里有数了。

采用了这个方法之后，护士再也不需要和病人讲解呼吸功能如何锻炼，也不需要盯着病人进行练习，只要定好目标就可以。病人在努力的过程当中，也把复杂的癌症康复问题化繁为简。他心里只有一个目标，那就是吸上来 2 个球，再没空去纠结这个手术切的肺组织有多少，肿瘤有没有根治。专心投入到训练中，并且通过努力实现目标，从而获得心流体验。这就是一个简单的小游戏给康复训练带来的获益。

游戏化康复在我大学求学的时候就非常普遍了。下肢受到创伤的病人会采用一个小游戏来帮助做骑自行车的训练。其实日常生活中骑自行车和走路也能达到康复的目的，但病人往往会因为疼痛和劳累导致康复效果不好。康复训练中加入闯关、积分、夺宝等游戏环节，病人在实现游戏所设定的一个个具体的目标时，不知不觉就进行了肌力的重塑、平衡能力的调节等。

甚至在一部分脑梗病人当中，也发现采用电子游戏能大大提高康复的效果，缩短康复的时间。这是由于确定了明确的目标之后，人会在游戏当中展现出极致的专注力，这种专注力会减少无效的肌肉运动，提高动作的精确度。并且，在目标高于目前能力所及时，游戏能够通过一定的奖励和压力机制，让人突破极限，获得更好的运动表现。这也是为什么我们在健身的时候，听到教练说"最后3个"的时候，无论是否还有力气，总能咬牙完成的原因。

03. 适当引入竞争

我猜读这本书的大多数人都是年轻人，即使你没有玩过游戏，也一定听过这几款游戏，例如《魔兽世界》《王者荣耀》《绝地求生》等。你会发现凡是现象级的游戏，都一定不是单机游戏。

通过一个个小目标，实现自己与目标之间的互动来达成个体的心流体验，是单机游戏独有的乐趣。但是竞争与合作，会将游戏所带来的心流体验推入一个新的高潮。

我到现在都还记得，《魔兽世界》要开新的资料片，从预告当中我们得知，那天下午艾泽拉斯平静的生活即将被打破，地狱之火将从天而降，外域之门即将打开，勇士们将踏入新的征程。那天下午所有玩《魔兽世界》的小伙伴都守在电脑前，似乎学业、爱情乃至整个世界都和他们无关，对他们来说，那个虚幻世界的命运才是最重要的事，我甚至感受到了是一种使命感让所有人在一瞬间同时达到了极致的心流体验。

这就是合作的乐趣。

除此之外，也可以从与他人的对抗当中获得心流体验。例如游戏中你可以跳 10 米远的时候，可以设定下一次跳 12 米，也可以设定为下一次比别人跳得远就算胜利。引入合理的竞争，也一样能够增加游戏的趣味和不确定性，并能够让同时进行游戏的人无论输赢都能获得愉悦的感觉。赢了的人觉得快乐，输了的人有了想赢的欲望，这就是游戏最大的价值之一。

作为病人家属，我们也可以引入恰当的竞争和合作机制来帮助病人。

陈先生的做法就是教科书般的游戏化康复过程。陈先生的爸爸是个胃癌病人，手术结束后体重一直偏轻。他多方打听，发现是由于饮食跟不上，再加上睡眠不足、焦虑等多重因素才导致体重一直上不去。更糟糕的是，体重下降导致免疫能力低下，让爸爸大病小病不断。陈先生的爸爸在生病前从事股票基金的操盘工作，在业内也算是小有成绩。陈先生认为自己的爸爸"赌性比较大"，因此他想了个办法，做了一个小小的"局"。

他找到了爸爸当年住院时的同屋病友。那位也是位体重困难户，吃东西很费劲，经常一天天的茶饭不思，但是是个麻将爱好者。在手术后3个多月的时候，两家人约了一天去医院复查，然后找了地方，两对父子打了一下午麻将。

陈先生和对方的儿子其实早就商量好了对策。

陈先生说："你爸也太瘦了，医生都说了这营养必须得跟上。这样吧，我给叔叔一万块钱红包，叔叔多买点补品。"

对方儿子也说："你爸也不胖呐，还是留着自己吃吧。"

陈先生假装想了想说："要不我拿五千你拿五千，看这两个老头一个月内谁体重涨得多，这一万块钱就给谁当个奖励，怎么样？"

四个人说着就笑了起来。两个爸爸也是爱玩的人，一口气就应了下来。

不得不说，当人的玩心起来之后，潜力真的是无穷的。倒不是为了那点钱，就是争口气，图个乐呵。两个儿子各自给老人买了个体重仪，每天打卡发体重。结果以前吃喝都得催的人，现在自己知道要多吃几口，饭和饭之间还知道搞点加餐。两个老人每天跟两老小孩一样，早上上厕所前都先上个秤，两儿子私底下笑得合不拢嘴。不到一个月的时间，两人都胖了四五斤。合理的游戏激励，让两个人都成功完成了康复目标。

04. 除了竞争，还有合作

家属和病人的关系是什么呢？病人是上场的队员，家属是助威的拉拉队，家属不能代替病人去战斗，但是家属需要让病人知道，你们是一个队的队员。

有些小朋友得了白血病要化疗，在化疗前通常会剃光头发来减少脱发的情况。有很多爸爸甚至妈妈会先剃光头，甚至在脑袋上画画，来陪伴孩子，减少孩子的羞耻感，度过最难熬的一段时光。

乳腺癌是最让女性感到绝望的一种疾病，有些女演员宁可不治疗，也不想损失乳腺，甚至不想接受化疗和放疗。我有个好朋友的妈妈就是乳腺癌，我这个朋友是怎么做的呢？她在化疗之前带妈妈去商场购物。两人在商场大肆地买买买之后，妈妈的心情也好了些。这时她带妈妈走进一家专卖店，妈妈进去后才发现这是专门经营假发的店。朋友找了个橘红色的假发戴上，妈妈看了看也挑了个颜色非常潮流的假发。她说，一开始妈妈还只是戴着玩玩，但是试多了之后似乎也觉得活了这么多年都是黑头发，怎么就不能换个火红的头发玩玩呢？

朋友说她刚得知妈妈生癌的消息时也很绝望，她也想躲在没人的地方哭，也想和好朋友倾诉自己就要没有妈妈了。但她还是坚强起来，她做的最好的事情，就是和妈妈成为了队友，而不仅仅是她身后遥远的支持者。正因为妈妈在治疗前就已经被女儿默默地安排好了这一切，在治疗开始后，妈妈始终有种特殊的优越感。当别的妈妈为脱发纠结的时候，她的妈妈一头火红的头发成为了病房中一道靓丽的风景线。

别的病人不仅羡慕她火红的头发，更羡慕她爽朗的性格。她就像个小太阳一样，其他癌症病人和她一起遛弯的时候，甚至会觉得自己没有生病。同在一个病房的患友，因为一顶火红的头发就走到了一起。大家相信,在化疗前就准备好了假发的病人,一定还有更多法宝。大家相信的果真没错,在化疗呕吐的时候、在便秘的时候,她的女儿永远都做好了准备。用女儿的话说,她要做妈妈的队友,她们一起对抗肿瘤,而不是留妈妈孤军奋战。

第四节　我为什么建议癌症病人练习瑜伽和太极

我还记得我第一次和病人家属说这句话的时候，他愣了一下，还以为听错了。

"瑜……瑜伽？是种什么药么？不是我知道的那个瑜伽吧？"我还记得他用手比划了一下。我点点头说："就是你理解的那个瑜伽没错，让老太太回去练练吧，就说是王医生推荐的，能健体、能防癌，让她试三个月再看。"

你也许觉得这是个编撰的故事，但事实上，那个老太太在三个月后来复查的时候是自己来的，儿子都没有带。她的那个气色，往那一站，你一定不会想到她是一位癌症病人。我为什么对这个病人记忆这么深刻，是因为她和我说了一句深刻得有点不像她说的话。

"您让我练瑜伽之后，我真练了。练完之后我就发现，我能清楚地看见我自己了，我就踏实了。"

观自在……么？

我当时别提多得意了，为我当初提的建议所达到的"疗效"感到异常兴奋，我请她检查之后别着急回家，和门口几个病恹恹的病人多聊几句再走。果不其然，另外几个觉得自己要死的老姐妹们终于有了点斗志来抗癌了，因为一个癌症病人正红光满面、中气十足、喜笑颜开地和她们开着玩笑，说着暖心的话，她们彼此加了微信互相加油打气。

我开玩笑和朋友说，我也是医生传销界的一朵优秀奇葩了。我最擅长的事情不是劝病人干什么，而是让病人去感染病人。众所周知，光是2018年这一年，中国就新增了450万癌症病人，而且每年的新增的癌症病人数量还在继续上升。那医生每年增加多少呢？从目前的学医情况来看，能勉强维持医生现有的数量就很不容易了，更不要提增长。因此病人和病人家属没有办法完全依靠医生，一定要学会自我救助。因此这一节我们就来好好聊聊，我为什么建议癌症病人都去练习瑜伽和太极。如果你认可并且受用，请你帮助医生扩散给你的朋友。

01. 癌症病人最终需要对抗的，是自己的"精神熵"

"精神熵"这个词，我也是直接从《心流》这本书里拿出来用的。在《心流》一书当中，作者引入"精神熵"这个概念来描述人所产生的那种无序的状态。

熵的增加是宇宙诞生至今不变的趋势，宇宙会持续向无序的状态发展下去，能量会越来越斑驳、庞杂。简单地说，你住在一个房间里，如果你不去刻意收拾这个房间，这个房间总会越来越乱，东西越来越多。如果用物理和数学来描述的话，从有序到无序状态的演变，就代表着熵的增加。

熵增加会有一个结局：虽然系统的总能量不变，也就是一个房间当中的桌子还是桌子，凳子还是凳子；但是可用的部分会减少，换句话说，就是你很难像一开始一样，走进屋子，在凳子上坐好开始工作，因为凳子没法坐，桌子太乱没法用。

人是一种相对特殊的存在。人也是宇宙的一部分，因此生命终将衰亡，人体终将化为有机物与无机物回归这个世界，所吸收的所有能量也终究会消散开来。但是在人生命的过程当中，在有限的空间内，人是能够利用自己的智慧一定程度上实现"熵减"的。例如，你可以把一个屋子收拾好，在东西没有增加和减少的情况下，让局部的体系重新恢复最原始的有序的状态。

我们讨论了这么多熵的问题，似乎有些偏题，但没有。精神熵这个概念是描述我们内心有序和无序的状态，对于癌症病人来说，恰恰是心理学层面最关键的那一把钥匙。获得了这把钥匙，癌症病人就有机会打开自己与癌症和解的那扇大门。

有一个著名的心理学游戏，游戏的内容是，让测试者不要想"香蕉"，每想一次"香蕉"就要自觉交出一百元钱。绝大多数的测试者会无法控制地想到"香蕉"这个词。这就是精神当中最脆弱的部分——你很难控制自己不想什么，这也是大多数人在比赛前会紧张、焦虑、流汗的原因。参赛者不断劝说自己比赛没有多大的意义，也不必为自己的拙劣表演感到丢人，但是越是要克制，就越是难做到。

以我个人为例。我说话有点口吃，从小就有。这有一定的遗传因素，也可能是被家长的口吃"传染"。我曾经非常苦恼，一度觉得自己一辈子也不能和靠张嘴说话的工作沾边，演讲、主持这类工作都跟我无缘。很多人对我说："你不要紧张，你慢慢说。"但是这恰恰不是靠"自我的劝说和命令"就能实现的。

癌症病人更是这样，我也有很多家属朋友总是"教育"病人。

"你不要想太多了，没用的。"

"就是因为你想得多，爱钻牛角尖，你才得的这个毛病。"

"你多想点高兴的事，别老想这些没用的。"

但是你不是病人，你就无法站在病人的角度去感知他的恐惧。这种恐惧实际就是精神熵增加的过程。作为一个病人，心态会从平和逐渐起伏，再演变成焦虑、痛苦和绝望。即使病人的精神之海的海水不增不减，但是平静的海面变得波涛汹涌、电闪雷鸣，精神的无序状态会使病人无法集中精力去工作和生活，陷在这个泥潭当中越来越无法自拔。

当然，也有一些事情能够短暂地帮助到病人。例如突然发现自己的癌症分期并不是很晚，又例如发现经过痛苦的化疗，再拍片子的时候发现瘤子奇迹般地不见了。这些是外力，能够帮助病人的精神熵降低归位。可惜的是，并不是所有的病人都有这么好的运气，能够获得来自外部的能量，更多的病人经过两次化疗，肿瘤非但没有缩小，反而变大了。病人的生命要不可逆地滑落到泥沼中，那么在这个过程当中，家属该如何帮助他们依旧保持一颗平和的心，或者至少是让他的人生在剩下的日子过得丰富而无憾呢？

02. 瑜伽八阶实修法，病人如何实践？

瑜伽最早是从印度梵语"yug"或"yuj"而来，其含意为"一致""结合"或"和谐"，中文翻译为"瑜伽"。它体现的其实是古印度哲学派系当中的"梵我合一"的道理与方法。但从印度传到中国的过程当中，为了能在中国落地生根，瑜伽不可避免地发生了变化。就像印度的佛法与中国的儒学相结合衍生出了我国特有的一些派系一样，瑜伽在现在更多地被年轻人作为一种调节身心、体态甚至是减肥的运动形式。因此我们建议病人练习瑜伽，动作可以是现代瑜伽的，但是目标是要努力达成哲学层面的身心合一的状态。

2300 年前，帕坦伽利设计了技巧渐进的八阶实修法，今天我们结合病人的实际情况来详细讲讲这八阶实修法在癌症病人心理康复过程当中的作用。

第一实修"制戒"，要求一个人节制可能伤害他人的行为与思想——虚伪、盗窃、淫欲、贪婪等。癌症病人在患病初期是很容易做到这点的，这个时候的病人更多是处于心理防御的状态，心理状态偏向抑郁、保守。但是在患病一段时间后，有些病人会展示出攻击性，可能会展现出作为动物"本我"的一些特性。这段时间是格外需要守住心门的，否则会任由自己没有节制地伤害最亲密的人。

第二实修"内制",即遵守清洁、学习、顺从上天的规矩,这都有助于癌症病人把注意力导向可预测的模式,使病人控制注意力更为容易。这一点其实是要求病人有意识地控制和引导自己的行为。我们之前也分析过,控制一个人不想什么是很难的,因此不如引导他去思考和学习更有价值的事情,让他逐渐变得专注起来。

例如,病人尽量不要想癌症要是复发了怎么办,复查会不会又出问题,化疗药会不会不起效,医生说的万分之一的死亡率会不会发生在我身上,等等。但做法不是"不去想",而是"去想"生活要怎么调整,要不要出去旅行一趟,还有哪些技能是自己认为此生必学但是之前总是偷懒坚持不下去的……

第三实修着重"坐法",意即长时间静坐而不向压力或疲惫屈服。这是瑜伽的动作之一,也是大众学习瑜伽最基本的部分。大部分人会把注意力放在自己能否跟着老师把一套瑜伽像舞蹈一样地表演完,事实上,这些动作本意是要修行者用身体上的执着和坚韧来完成后面的修心过程。

作为病人家属,没有必要强制要求病人做到多么高的修行境界,只要能够有一些基本的体育锻炼,拉伸下肌肉,缓解下长期保持久坐久站姿势的疲劳和畸形,就相当可以了。

第四实修"调息",目的在于使身体放松,呼吸节奏稳定。这一点不仅仅能让病人保持很好的呼吸活动量,促进肺活量,同时还能增强下心肌的能力。更重要的是,通过对于呼吸的调理,会让病人把注意力放在对呼吸的控制和对姿势的掌控上。千万不要小看这个掌控力，用之前的理论来解释，这能够让人体这个系统的熵降低到极点，从而让人对自己的精神更有驾驭的力量，而不至于任由思想像水一样漫开，无法聚拢，那水必定会随着惯性流到"恐癌"的洼地当中。

第五实修是进入正式瑜伽修行门户的预备动作，称作"制感"。它主要是学习从外界事物上撤回注意力，控制感觉的出入——能够只看、只听和只感知准许进入知觉的东西。

这对病人提出了更高的要求，让病人逐渐控制自己所看到的东西，控制自己所相信的东西。例如在肿瘤治疗过程中，一定会有很多不懂科学的亲戚提出一些治疗肿瘤的歪门邪道，或者对于医生大肆评价，对于某个保健药大加吹捧。如果没有定力，在面临癌症的恐惧时，人经常会抱着"吃了也没坏处""花钱买个安慰"的心态胡乱吃东西。其实这些东西，除了影响正常的吃饭之外，没有任何益处。如果真的有某个保健品有抗癌作用，医生为什么不推荐？是嫌回扣低吗？是因为医生再没下限，也终究比骗子道德底线高得多了。

第六实修"执持"，是长时间专注于一种刺激的能力，与前面的"制感"相呼应；"制感"学习把事物摒除在心灵之外，"执持"学的则是把它们封锁在心里。

第七实修"冥想"需要人完全掌控自己的思想，让注意力高度集中，去探索宇宙和未知。写出《人类简史》《未来简史》系列的尤瓦尔·赫拉利经常会组织一群人共同冥想，因为那是人进行思维漫步最有效的方式之一。

第八实修"三摩地",这是传闻中的境界,即"天人合一"。我觉得这更多是一种人所向往的状态,一种心流的极致体验。是否能够达到,是否已经达到,并没有十分客观的判别标准。但是如果病人认为自己通过瑜伽,达到了所谓的"天人合一"的境界,请认真地鼓励他。

03. 瑜伽和太极对癌症病人有怎样的裨益?

瑜伽讲究"天人合一",我们古老的运动太极也一样,都是将呼吸、哲学、文化、宗教融合在一种体育运动当中。推荐女性病人练习瑜伽,男性病人练习太极,更符合我国的国情,也更容易被病人接受。当然男性练习瑜伽、女性练习太极也非常常见,都是值得鼓励的。

这两种运动有一定的相似之处,希望病人通过这两种运动能获得两个结果。

其一,适度的体育锻炼。这一点太极和瑜伽都刚好合适,它们既没有跑步、游泳那么剧烈,对于老年人的膝盖关节来说也更为适合,心肺功能的要求也并不高。

其二,也是更为重要的,就是病人能够通过一个可以遵循的行为,严格控制好自己的行为、呼吸,慢慢让自己在安静的过程当中,去感受自己的内心,逐渐增加对精神的掌控力,避免"精神熵"的暴乱。

癌症病人在治疗的过程中坚持一段时间的太极或者瑜伽练习后，家属一定会惊奇地发现，他们像是变了一个人。你不需要再像陪伴一个临死之人一样，每天抱着怜悯和同情帮助他们完成治疗，他们自己能逐渐找到自己和疾病、生命和解的方式。

当然，我们举的例子是太极和瑜伽，但是不见得所有的病人都有类似的爱好。只要有益，什么活动都行，哪怕病人能在打麻将当中获得平静的感觉，我也依然举双手双脚赞成。只要保持足够的专注，一切不都是修行吗？

第五节　人是种需要集体支持的社会动物

　　这样的情况大家一定不陌生：一个大学毕业生，拥有最基本的科学素养，甚至可能精通文献阅读，关于病情分分钟就能追到最新的科研进展。然而当这个拥有知识的大学毕业生想在父母面前展示一下钻研成果的时候，父母通常完全不理会。

　　以我同为医生的同学为例。他家的宝宝出生不久，连续发烧三天，做医生的父母都说不用去医院，但是孩子姥姥骂了几句抱着孩子就往外跑。电梯里姥姥遇到了个保洁阿姨，保洁阿姨说："这么点孩子去医院干啥，回头交叉感染了更麻烦。"孩子姥姥听了觉得还挺有道理，抱着孩子就回去了。

　　在父母的眼里，哪怕孩子是优秀的律师、医生、教师，统统都不够权威。为什么孩子苦苦准备的"科学知识"父母全然不买单，而去相信一个亲戚、邻居甚至是一个陌生人呢？这就要从人类的本质说起。

01. "人类的本质是复读机"

尼基·凯斯设计了一个关于信任博弈的互动小游戏《合作的演化》。游戏的最佳策略是先付出"诚信"，然后再"复制对手上一轮的操作"；次优策略是无脑"复制对手上一轮的操作"。负责操作的NPC小人在游戏里被翻译成"复读机"，因此有玩家在评论区写："人类的本质是复读机。"后来有一位游戏主播在直播的时候喊了一句："人类的本质是复读机。"这句话便成为了2017年游戏界最火爆的一个梗。我们没有必要去探讨人类的本质是不是"复读机"，从这句话能传爆网络就可以理解，作为人，我们确实有重复他人行为和思想的本能。

爸妈不相信自己的孩子，是因为孩子讲的是道理。能够说服父母的从来就不是道理，因为道理是抽象的，远不如他们亲眼所见的、与他们相似的活生生的人的最终结局来得有说服力。

很多病人家属都遇到过这种情况：病人的病情是早期，不用化疗，但是病人有个邻居也得过癌，化疗之后没有复发，逢人便说"得癌必须要化疗"。明明是完全不一样的癌种和病情，但是你发现你再怎么讲道理，只要病人跟隔壁邻居一聊天，就会担心自己不化疗就会死。还有另一个极端，听邻居说过"化疗死得更快"后，病人就抗拒化疗，因为他亲眼看到一个人化疗了，不但要遭受痛苦，最后还复发、死亡，自然就会对化疗产生天然的恐惧。

我讲这些，并不是在痛诉老年人的愚昧和无知。不管谁得了癌症，不管他是年轻还是年老，在无尽的恐惧中，最希望问医生的问题一定是："有没有和我类似的病人？""他是怎么治的？""结果怎样？"我们都需要一个参照系，这是我们要理解和认可的。

美国是一个相对开放的国家，大家更愿意在公开场合充分地表达自己。在美国，互助小组非常普遍，有戒烟互助小组，有戒酒互助小组，等等。参加互助小组的人围着坐一圈，各自分享自己的经历和努力，其他人送上安慰、支持和祝福。通过互助小组，很多人就知道：谁得了和我一样的病，他是怎么做的，我是不是应当参考和借鉴。美国还有一个网站叫做 Patients like me（和我一样的病人），这个网站在美国非常火爆，你只要登录上这个网站，就能看到和自己的疾病、分期、状态完全一样的病人，可以看到他们的故事，从而来激励自己。

中国也有类似的论坛，例如癌症病人聚集的"木棉花计划"，就是通过专业的力量，促使癌症病人的家属认识彼此，互帮互助。

"我爸爸今天上午走了，××靶向药还剩几盒，需要的病友联系我吧。"

"今天医生说我妈妈可能不行了，好害怕……"

"我老公今天走了，谢谢大家这段时间来的陪伴，感谢你们，他走的没有什么痛苦……"

在这样的地方呆久了，我越发能够感受到作为一名医生真正的价值——并不是计算哪种治疗的有效率多1%，而是在病人真正需要的时候，给与必要的专业支持和安慰。

这也是我写这本书很重要的一个原因，我会在书里告诉你很多别人的故事。兼听则明，也许能够给你更多、更有价值的参考。

02. 最好的方法是让他帮你的忙

曾经有个人在网上给我留言：

> 得了恶性肿瘤，我该怎么调整自己的心态，又该如何
> 面对今后的路？40岁得病，正是上有老下有小的年龄，
> 没法工作，无力照顾家人，还要他们来照顾我。一想到这些，
> 就流眼泪。

从他的字里行间，能够感受到他是一个很有责任心的人。他应该是家里的顶梁柱，一直是被家人依赖的那一个，承担着家庭的主要责任。他最大的痛苦甚至不来源于对疾病和死亡的恐惧，而是来源于非但不能再照顾家人反而要被家人照顾的状态。

作为一个病患，应该努力尝试与生病这件事和解。人类其实是一种非常脆弱的生物。其他的动物生下来就会游泳，会奔跑，甚至能够捕杀猎物，可是人生下来之后除了哭什么都不会，翻个身都有可能把自己给憋死。因此，任何一个人，从出生到离世，有很长一段时间是要依赖他人才能生存的。

如果你家的病患背负着重重的养家糊口的心理压力，你需要让他知道，他作为供给者的时间并不是很长，他只是习惯了这种状态，但这并不代表他就必须要一直做一个供给者。他应当学会把家人的

照顾作为能量的积蓄，坚持和疾病对抗并且战胜疾病。这其实是家庭关系良好的表现，是他的一笔巨大的精神财富。但一直处于被照顾的角色，难免会造成巨大的心理落差。

我丈母娘也是癌症病人，在我们把她当做一个癌症病人来照顾，衣来伸手、饭来张口的日子里，她并不快乐，那段时间她眉头紧锁。她真正快乐起来是我们拜托她帮忙带孩子以后。手术过后，她的身体状况大不如前，不宜劳累，但她从带孩子的过程当中找到了自己的价值。她说，她不怕辛苦，她最大的心愿就是让我们放心工作，让小宝贝快乐成长。

当然，给病人活儿干，也得"喂得好"才行。你需要帮她找到一个适合她身体状况、又能够带来成就感的活儿。对于我丈母娘来说，我们给她这个活儿定了几个规定：1）不要抱孩子（4岁的小男孩看着不胖，但实在是太结实了）；2）不能因为陪娃耽误睡眠和吃饭；3）不能自己一个人陪孩子。我们安排了别的老人和阿姨一起帮忙带孩子，她只需要搭把手，陪孩子玩一玩、读读书就可以。

在这样的安排下，她陪孩子所需要的精力并不多，反而因为陪孩子玩耍，整个人的精气神都跟原来不一样了，变得更加爽朗，更加爱笑了。以前每次复查之前好几天都睡不好觉，虽然手术后四五年都没有复发，但是每次复查还是怕的。但是现在呢，看着可爱的小宝贝一天天长大，她觉得每一天都是赚到的，她不担心明天厄运突然降临，因为她把每一天当做最后一天，去用力地、精彩地、狠狠地过。

有些尽心尽力照顾病人的家属付出之后难免会想：自己付出了那么多，他为什么还是不开心？其中一个原因正是你做得太多了，没有给他留下提供价值的机会。

其实我们不妨反过来想想：如果你是病人，你需要的是什么？

03. 他若想要工作，就回去工作吧！

鼓励病人回归社群，是作为家属能够做的最有价值的事情，无论病人是去跳广场舞、搓麻将还是工作，都应该绝对地支持。

曾经有位从事法律工作的朋友找过我，他说自己刚刚40岁不到，得了肺癌，做了手术，但是接下来要面临一个非常艰难的选择。他可以选择回去工作，虽然可能面临岗位的调整，会选择一个不像以前那样昼夜颠倒的工作岗位，但只要在职场就必定会有职场的压力。另一个选择就是听家里父母和爱人的话，先踏踏实实休息个一两年，把病情稳定住，家里通过关系能够帮助他找个体制内安稳一些的工作，能一直干到退休。

他觉得家人的想法没错，身体最要紧，其他的都是浮云。但是他也说，如果真的选择了第二条路，就意味着他向人生低头，如果癌症最终没能打垮他，他有可能会后悔当初的决定。

作为一个朋友，我很坚定地告诉他，你应该继续你原来的工作。

从医生的视角来看，得不得肺癌和工作的关系真的不大。你也许在朋友圈看过、转发过哪个女孩常年熬夜加班因此得癌的故事。但是你之所以爱看，之所以愿意转发，并非因为这是真相，而是因为这是一种对于工作和领导无声的抗议。很多人希望让自己的公司理解，给自己这么大的压力是不正确、不合理的。也有人用"工作不是生活的全部"劝退自己。

但是事实上，压力、焦虑、熬夜与致癌之间到底关系有多密切，从证据级别上至少远远小于吸烟和饮酒。你吸着烟、打着游戏都觉得没什么，却把锅都甩给工作，似乎也有点不太恰当。所以压力不应当是你一票否决工作的理由，关键看你是被工作消耗了能量，还是工作激发了你更强大的斗志。

这位朋友说，他自然知道不应该像以前一样没日没夜地去拼，似乎工作就是人生的唯一。他大病一场之后，重新审视自己和律师行业，似乎对自己要做的事情一下子就有了更加清晰的认知。他一直以来都希望能帮助一个特殊群体，只不过之前有太多的诱惑和欲望，碍于晋升、竞争、派系斗争等问题，停不下来做自己真正热爱的事情。然而有了生病这个契机，让他毅然决然地放弃了之前无休无止的爬升，主动申请调整到新的岗位上。领导表示以他的能力一定能做好，也给他配备了足够的人手。他现在最需要的就是朋友和家人的支持。

朋友们，你们说，他该去吗？

当然。

癌症病人并不是不能工作的，正相反，我会鼓励癌症病人在康复期尽可能早地恢复工作。你也许会认为这是一种非常不人性的做法，但是事实上，癌症病人在康复期总会持续陷入到一种恐惧中——

"我并不是真的治愈"，一有风吹草动，他的第一反应就是"我是不是复发了"，每一次的复查都需要下很大的决心，度过一个个失眠的夜晚。

但很多癌症病人在恢复工作之后，有了更明确的目标，有了更清晰的价值感，也有了来自同事和领导的认可，甚至在适度的工作状态下，自身的免疫能力也得到了增强。癌症病人能够获得的很大的能量来自"我还是一个有价值的人，不是一个绝症病人"。

在具体的操作方面，即使病人短时间内不想工作，也建议最好根据实际情况与单位进行良好地沟通。如果疾病能够在一段时间内良好地治愈（例如甲状腺癌、淋巴瘤以及早期的胃癌、肺癌等），那么尽量让单位为你保留岗位，并且和直属领导沟通能否在家办公。获得经济收入还是次要的，最重要的是在疾病康复之后能够恢复工作，这对于病人自己和家庭来说，都能够增加一定的安全感。

04. 他若信佛，那便"阿弥陀佛"吧！

曾经有个朋友很苦恼，说妈妈得了癌症之后就不吃肉了，结果身体一天不如一天，不但人瘦了三四十斤，更重要的是免疫力很差，冬天感冒一场接着一场。

不吃肉的原因也很简单，妈妈得癌之后开始信佛，认为佛教这种信仰可以帮助她。没事就拜拜菩萨拜拜观音，隔三岔五往庙里跑。

劝她？如果是我的话，她选择信佛，作为医生的我开心还来不及呢。

咱们不谈宗教是什么，也不谈个人信仰问题，我们从实操层面来谈一谈：为什么病人想要信佛，我们应当支持而不是劝阻。

因为大多数人信佛都只是拜佛保平安。佛教在南北朝时期从印度传入中国，那时中国战乱连绵不绝，先是三国大乱斗，魏晋短暂统一后，南北朝又陷入混乱。民不聊生，之前被当做是九十六门江湖道法之一的"佛道"就逐渐崭露头角。

因为佛教给予了乱世中的人民"生而平等，因果轮回"的希望，安抚了民心，从而被统治阶级选中作为统治手段的一种。于是，各地大兴土木修建寺庙，从上到下潜心礼佛，佛教慢慢脱离了佛学的本质，变得功利化，求心想事成成为大多数人拜佛的唯一目的。姑娘大了求姻缘，小伙子大了求仕途，结婚了求子，生病更要求佛保平安。甚至有的佛教场所慢慢演变为算命场所，已经完全背离了佛教本身的宗旨。

那为什么病人选择信佛作为医生会开心呢？医学是一个基于概率的科学，即使是治愈率最高的甲状腺癌，都存在 5% 的复发率，更何况其他癌种。化疗虽然有效，但是对癌症来说，有时候也只有不到一半的有效率。

病人选择拜佛，或多或少是在祈求"现世报"。对于宏大的宇宙来说，"现世报"实现的概率如同大千世界里的一粒沙那般渺小；但对于个人来说，哪怕佛学理解不深，哪怕本身文化素养不高，通过信仰佛教能够获得内心的充盈以及神秘世界带来的幸福感，这就足够了。

千万不要小看这种感觉。当人在对"生存"本身没有安全感的时候，要获得内心充盈、自如的状态，是非常难的。没有得过癌的人也许无法真切体会这种感受，但我们可以类推一下。我们人人都做过体检。有个姑娘看到体检报告说乳腺上有个结节可疑，她就一周多没有睡好觉，直到拿到医院的复查报告说没事。

因此，病人信佛，不用拦他。但是也要注意一些细节：

1. 不要让病人在密闭的空间里烧香

香烛在密闭空间不充分燃烧会产生有害气体。病人身体本来就不好，再被烟熏晕了就更不划算了。更何况在密闭空间烧香本身就会增加得肺癌的概率。

2. 如果病人执意吃素，你也去学些佛理，劝他适度开荤

你可以从佛教经典上找到适度吃肉的道理来劝说他。一般认为，人的欲望虽然是需要"戒"的，但是"戒""定""慧"三字当中，"戒"和"定"都是为了更好地实现"慧"，也就是产生智慧，或者知晓真理。所以病人只需要最低限度地做到"戒"和"定"即可。在手术和化疗期间，需要补充大量的蛋白质来支撑身体，这时候适度地破戒才能让人更好地向佛。

3. 听医生的话

如果病人觉得只有菩萨才能救他，不妨告诉他，菩萨有万千法相，医生也许就是其中的一尊面孔。菩萨也许是通过医生这个肉身来"度"他的，不要一味拜佛，而把医生的话拒之门外，那就本末倒置了。

所以，佛学本身是不是对的姑且不讨论，只要佛学能够帮助病人获得更好的治疗体验和内心支撑，那么，在病人选择信佛的时候，你不要拦着他，而是要科学地帮助和引导他。

05. 人与人之间不仅仅有支持，也有伤害

并不是所有的人内心都充满爱和阳光，也有相当一部分人时刻打病人钱包的主意，要时刻警惕骗局。特别是在肿瘤医院的门口，经常会有这几种行骗的场景。一定要和病人打好预防针，碰到这几种人要远离，别上当受骗。

卖王八

经常能看到一些民工模样的人在肿瘤医院门口的不远处闭目养神，前面的自行车上插着根杆子，上面挂着一只王八（鳖）。有些病人不忍心，特别是在酷暑时节，又因为生病想着要积德行善，就会咬咬牙用几百上千的价格买下来，在小河边放生。其实，这些龟通常是鳄龟，并不是水里固有的种群，放生后会引起局部的生态发生短时间的失衡，生态杀伤力很大。甚至有病人在水里放生"野生"毒蛇，看似"积德行善"，却严重破坏了生态，给当地的水产劳动者造成了非常大的隐患。

算命

各大医院门口的算命先生也是必然存在的一道风景线。我每天早上到医院时都能看到算命先生身边围着几个人。他用手指在其中

一人的手上写几个字，掐指一算后便开始装神弄鬼地讲"天机"。病人去算命的心理是非常好理解的。大多数人面对癌症时内心充满了无助。例如肺癌中期到底要不要做术后化疗，根据《NCCN 指南》，医生的答案是："可化可不化。"病人听上去就觉得医生说了和没说一样，还是要自己做决定。

接受化疗呢，又花钱，又痛苦，还有可能带来一系列的并发症，典型的花钱找罪受。但是不化疗呢，万一因为抱着侥幸心理没有化疗而导致癌症复发，那时候后悔就来不及了。到底应该怎样做才好呢？既然无法从医生那里获得一个肯定的答案，那不如就求诸鬼神吧，这总比扔硬币来决定更好吧。医院门口的算命先生正是抓住了病人的这种心理，趁虚而入，给出一些玄之又玄的答案来唬弄人。

我听过的最"有道理"的一个算命故事，是一位病人讲的。他问和尚模样的算命先生要不要化疗，和尚说他的名字是"×× 冰"，"冰，不化"。病人听了之后深以为然。既然自己下不了决心，就留给天意吧。我问他算命要不要花钱，他说本来是不花钱的，而且和尚明确表示不要钱。但是他在排队算命的时候，看着前面的一位"病人"玩了命地给和尚塞钱，和尚虽然一直拒绝，但最后还是收下了，就觉得自己也应该表示一下。自己对和尚过于小气的话，命运如何对自己大方？！于是 500 元钱就这么进了别人的口袋。这个和尚是真聪明，他挣的不是市场的钱，他挣的是病人对自己生命的"估值"。

乞丐

肿瘤医院门口的乞丐有的时候看着真可怜，而且也有部分乞丐真的是癌症病人。他们会利用病人想要花钱积德求福报的心态来获利。我甚至看到有的乞丐上午在肿瘤医院门口，下午又跑到空军医院那边，可以说走穴得十分勤快了。

面对乞丐应该不应该施舍，这事儿我们不讨论，我这里只想实事求是地说，在医院门口施舍不好。不仅会引来更多的乞丐在医院门口聚集，影响交通和病人正常的求医，乞丐的存在本身也给来这家医院就诊的病人带来了视觉上和心理上的悲痛感，这并不是一件有价值的事情。表达善心的方式有很多种，真的值得你帮助的人也很多，我们可以用千万种方式行善，但是在医院门口时，请捂好自己的钱袋，礼貌地拒绝一切，该就诊就诊，该回家回家。

第三章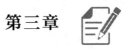

经济篇
防控风险，理性决策

第一节　工薪阶层如何才能有效地应对癌症

我的一个朋友小刚，他每月工资到手 1 万多，独自在北京租房，单身，长得也是一副清秀的好面容。他的朋友圈看着挺小资，穿光鲜的衣着，吃有格调的餐厅，也有美好的旅行。但是突然间，他的朋友圈画风变了，充满了各种求医问药的消息。原来他妈妈病倒了，经过各种检查也找不到肿瘤的位置，做了切肠手术，又被忽悠花了几十万做了个生物免疫治疗，癌细胞已全身转移。小刚的生活一下子回到了原点。雪上加霜的是，单位体检发现他有个甲状腺结节，切除了甲状腺，确诊是甲状腺癌。

小刚得了抑郁症，药一把把地吃，头发一把把地掉，曾经的少年一夜间变成了中年。原本，他的生活可以不这么糟。妈妈可以不乱花钱做生物治疗；甲状腺癌也是癌症里最温柔的疾病。有一天他在朋友圈写到："我的猫病了，我好像救不活它了。"他崩溃了。击溃一个年轻人的，也许就是一件特别微不足道的事情，就像压死骆驼的也许就是最后一根稻草。总有那么一瞬间，你站在人群当中放声大哭，似乎全世界的恶意正从四面八方向你挤压。

这样的故事每天都在我们身边发生着。

有人说，不管你现在过的是怎样的生活，作为一个工薪阶层，你毕生的收入可能最后都要交给医院。

众所周知，我是医生里最喜欢钻研赚钱的那一个。当然，我所有的收入都来源于阳光下的劳动，并且积极纳税。但是无论我挣多少钱，我仍然吃十几块钱的盒饭，几年不买一件新衣服，甚至老婆和孩子的支出都不会随着收入水平的上升发生太大的变化。这不是因为我抠，而是因为我清楚地知道，我可能会面临的最差结局是什么。

如果你不是医生，你就不会像我这样切身体会到人生能有多悲剧。我在产房门口等我孩子出生的时候，一个进行气管插管的早产儿被推进了儿科重症监护室。年轻的家长在外面干着急，什么也做不了，甚至不知道里面正在哭泣的孩子是不是自己家的。我走上前对他们说："我在这家医院实习过，这个医院的妇产科和儿科我都很熟悉。放心吧，孩子一定没问题的。"我希望能给他们些许安慰。但我也知道，儿科重症监护室每天的花费需要1—2万。这对年轻的父母穿得很淳朴，他们和我差不多大，不知道他们是否意识到了，在孩子带给他们快乐之前，他们先要面临的是高额的治疗费。

人的潜意识总是回避不幸，仿佛那些悲剧和灾难永远不会发生在自己身上。但灾难来临总是猝不及防的，你必须在你健康的时候，在你和你的家人没有疾病困扰的时候，做好充足的健康和财务问题规划。这样才不会在疾病真的来临时，觉得哪里都在漏水，哪里都要补洞。

很多人问我，当医生当久了，会不会因为天天看到这些疾病而麻木，或者压抑。我不会。但是我会因为我所看到的这些悲剧而警醒，筹划好自己的家庭，提前发现问题，做好准备。在任何事情发生的时候，我都能告诉命运："来了？没事，我准备好了。是要扫支付宝还是微信？"

我相信各位读者应该和我差不多，我们都是工薪阶层。我们不妨先大致定义一下这个阶层，不论是否足够精确，至少保证咱们探讨的事情适用于你我。

工薪阶层是指定期拿工资的一群人，这个工资包括固定工资、绩效甚至股票收入等，也就是无论疫情与否，无论工资高低，至少有个地方可以帮你一直缴纳三险一金。参与投资，仅凭被动收入就能够养活自己，不需要主动的工作，也随时能够通过售让自己的股权或者资产来变现的这类人，就不在我们这一章的讨论范围内。

简单点说，就是咱们不讨论比尔·盖茨得了病该怎么办，咱们就说说你我这种凡人。现在有一种疾病，你一生当中有 1/3 的概率会发生，又有很高的概率让你破产，咱们是不是应该提前做点什么？这就是这一章咱们要讨论的问题。

我会从这样几个层面来展开。

第一，在疾病来临之前，我们能不能做点什么来提前发现问题？

能不能最大程度减少疾病对我们家庭财务所带来的影响？答案是有，以体检和自我筛查为主。

第二，在如何花钱这件事情上，家里到底谁说了算？我为什么认为"女婿"是家里最适合做主的一个角色？他思考问题的角度又为什么是最合理的？

第三，假如医生给出治疗方案让你选，如何才能根据家里的财务状况，真正地做到"量力而行"。

最后，我会用专门的一篇来分析，从医生角度如何看待保险。医疗险、重疾险傻傻分不清楚不要紧，我将从一位医生的视角教你，如何来给家人合理地配置保障。

第二节　女婿经济学：癌症病人家庭如何决定花多少钱看病？

"女婿经济学"是我在 2018 年提出的一个概念，当时一个朋友还嘲笑我玩弄概念。结果就在前不久，他偷偷发来微信。"呃，那个，我记得你以前写过一篇《女婿经济学》的东西啥的吧，有电子版的么，我发给我老婆看看。"当他真的成为病人的女婿，他就真的发现，"女婿"在中国病人医疗护理整个流程当中发挥着巨大的价值。

当然，所谓的"女婿"，其实不一定代表女婿对丈母娘的付出，而是指一类既能客观理智地思考问题，又能让别人认可他中立立场的人，它可以是"儿子"也可以是"媳妇"，但是在所有关系当中，越接近"女婿"的角色，就越有能力解决在医疗过程当中面临的一切困境。

2014 年的时候，我在住院医师的轮转当中，当时正在意气风发地筹备四五个月后到来的婚礼。当我打开储物柜看到手机上一连串未接来电的时候，我就预感到一场可能会席卷全家人命运的风暴已经来临。

丈母娘，胃癌！

这也许本应是一个普通得不能再普通的"我有个病人如何如何"的问题，但是对于这时候的我来说，已经要承担起身为"女婿"的责任了。

交通，安排；住院，安排；床位，安排。

当时很幸运，找到专家做了手术，手术过程也十分顺利，丈母娘甚至一度以为自己就是个胃溃疡（虽然出院的时候不小心自己发现了真相）。但是手术后面临一个问题——化疗。胃癌的化疗药有很多种方案，其中一种方案叫做Folfox6，名字不重要，重要的是它由2种药组成：一种药口服2周，这个没有选择的余地；另一种药叫做奥沙利铂，有趣的问题来了。

作为一个肿瘤科的大夫，我也研究过一些胃癌方面的知识，也曾经在丈母娘手术的这个科室轮转过，自然知晓一些只有医生知道的"内幕"。国产的奥沙利铂，一个周期（3周）大概需要1500元，而进口的大概要15000元。最尴尬的是，从效果上来说，权威期刊发表的论文证实，国产的仿制药无论是效果上，还是副作用上，都不比进口药差。

那时我的工资一个月也不到15000元，本身就是术后起巩固作用的辅助化疗，作为一名科学工作者，我个人认为国产药绝对足够了，进口药绝对是要勒紧裤腰带才行的。所以读者朋友们，如果你是王兴，你会选择进口药还是国产药呢？

我最终选择的，还是进口药。

作为一名医生，我有科学知识、有理性，但是作为一个女婿，一个男人，我有基本的——求生欲。坊间有传闻，说国产药不同批次之间的生产工艺上可能还是存在欠缺，比如某个批次的药有质量不达标的可能。如果选了国产药，出现任何问题，我都会背上一堆大锅——不孝顺、不尽心、抠门、不是亲妈等等。如果选了进口药，不管发生任何事情，我也给了最优解，从道德制高点上，我也没错，对不对？

结果，丈母娘果真吐得死去活来，一度因为呕吐，体液丢失厉害，血钾低到了危急值，于是我变身男护士＋快递员，在家里一边给她配输液扎输液，一边给她抽血拿去单位化验。虽然因为技术略显堪忧让她多挨了不少针眼（我自己也因为掰小玻璃瓶划得满手血），但是确实减少了来回折腾，也少了大夏天坐在恶臭的走廊里输液的困扰，在家看着电视、吹着空调，享受上门服务。

我虽然辛苦，内心却无比轻松，因为作为女婿，我做出了一个"贵"的选择，就减少了无谓的埋怨和闲言碎语，正所谓花钱买了个心安。

因为副作用实在太过严重，我决定不化疗了。一方面可以减轻一点并发症，一方面当然也是因为辅助化疗的帮助本身就不大，没必要为了这么小的收益去冒这么大的风险。因为我专业的身份和前期流程的安排，让全家人欣然接受了我的建议，一致决定承受因为不化疗而造成癌症复发的风险。5 年多过去了，现在一切安好，丈母娘还搭把手帮我们带带孩子。

我们不妨回想一下，如果当初的选择不一样，会导致怎样的结果？

我老婆对她妈妈的病非常敏感，一点点的坏消息她都很难承受。医生建议不化疗时，她就担心不化疗会复发，完全没有办法放松下来，所以我们决定化疗。决定化疗后，如果我当时选择的是国产药，丈母娘的反应那么大，势必还得再换进口药。如果换了进口药，反应一样大，老人就多受一次罪；如果换了进口药没吐，那我以后跪着过日子吧。

看到了么朋友们，医生客观地给出的、效果基本完全一样的两个选择，一个便宜，一个贵，看似很好做选择，但是对病人家属来说，这就是一道活生生的送命题啊！

作为女婿，而且还是一个医生女婿，更是一个会扎输液的尽心尽责的"优质国民医生女婿"，我还有一定的经济能力，因此我在这个问题上看似平安落地。但是，如果不是进口化疗药呢？如果是一个月三五万的免疫治疗呢？或者你的经济正在因为疫情吃紧呢？又或者你不是女婿，而是一个帮助照顾婆婆的媳妇呢？

所以问题就来了。

01. 规划家庭，就像办企业

为什么我要讲经济学，还是这么奇葩的"女婿经济学"？为什么我会说，当医疗涉及经济问题，能解决的一定是"女婿"？

我们先看这样一个场景。

养鸡厂厂长兼 CEO 王小明是一个由农民转行的小企业主，很不幸遇到一场罕见的鸡瘟。这场鸡瘟到底能不能过去不知道，但是政府征收王小明家养鸡场的税是不会少的（房贷），没有感染到的小鸡每天要吃的粮食是不会少的（子女教育），甚至养鸡场老干部离退休办事处主任的工资也是要照发的（养老）。所以王小明必须要平衡好各方，不能让任何一方产生超出预期的损失，这就需要他精打细算一笔账。

账面上还剩 20 万。兽医说，10 万治鸡瘟成功率 30%，20 万 50%，30 万 60%。

那么到底给鸡花多少钱才合适？同时还不能过度牺牲离退休办事处主任退休生活的质量，也不能损伤小鸡成长的质量。

最终，他给小鸡吃了几天便宜饲料，让离退休办事处主任喝几天便宜的茶叶，把所有账上的现金加上银行贷款的 10 万块都给了兽医公司，获得了一个目前最高的 60% 的鸡瘟治愈机会。然而最后，鸡瘟仍是没有治好，鸡场倒闭，小鸡送人，王小明被离退休办事处主任骂，不但失去了全部的财富，还背上了一身债。

我们从这个鸡瘟的故事当中能看到，王小明其实本身有很多选择，他可以稍微少花一点钱，哪怕没有治好，也不至于让公司直接倒闭，或者提前裁掉离退休办事处主任或者把小鸡转让给别人，甚至是放弃已经感染鸡瘟的鸡，只要狠狠心舍弃任何一方，节省下来的现金就有可能让公司活下去。正是什么都不想放弃，反而失去了全部。

因此，一切问题的根源，就在于决断力的缺失。

管理家庭，就是要努力把一切用价值来衡量。这么做，听上去有点像一个"没有感情的机器"，但是实际上，它不但能够让家庭向升值的方向前进，也会让自己少受很多没有必要的良心谴责。正所谓，量力而行。

就像在新冠病毒爆发期间，我们总希望作为企业可以多点担当，不给员工减薪，似乎这样的企业才更让人竖大拇指。但是事实上，企业一味地死扛，保证所有人的收入，现金流断裂之下的结果就是企业黄掉，所有人统统失业。

经济学是研究人类社会在各个发展阶段上的各种经济活动和各种相应的经济关系及其运行、发展的规律的学科。简单说，就是利用钱这个万能等价物的手段，提供资源的合理配置。对于一个社会和国家是这样，对于一个家庭来说，同样是这样。

家庭是在爱的基础上产生的，但是经营家庭和爱情略有不同，它除了肉体的愉悦和精神的契合之外，也是两个家庭的结合，更是一个新的家庭的诞生和维系。这个家庭会不断地产生需求，需要不断的经济收入来满足它的需求。因此，规划一个家庭就和办一家企业没有什么不同。夫妻双方是合伙人，父母的养老和房子的贷款是负债，家庭的股票和孩子可以理解为资产，因此家庭能够维系或者再上升一个阶层的前提，就是能源源不断地获得更多的资产。当一场疾病来临的时候，你就知道，这个企业办起来有多难，如果你是家里的创始人兼CEO，我真替你捏一把汗并且深表同情。

之所以要用管理企业的思路去管理家庭，就是因为对于家庭来说，你一切关于金钱的决定都会受到情感因素的影响。要知道，家里可不是只有一个人会生病，每个人生病花的钱需要完全相同吗？老人和孩子生病，是否应该花同样多的心力不计后果地去救治？自己的妈妈和丈母娘是否会有区别？治病到底要不要卖房？因此，没有一个强有力的CEO，顶住所有人的压力，做出最适合自己家庭的选择，最终有可能因为一两个家庭成员的疾病，因病返贫，让多年的积累毁于一旦。

而女婿，你就是家里的CEO。

02. 为什么经常是女婿来做决定？

做医生久了，不知不觉也会演化出某种特殊的能力，就是能一眼看出一个人到底是病人的儿子还是女婿，女儿还是媳妇。不同的角色，表现上的确是不太一样的。女儿通常是最让医生头疼的。

一次，一位病人手术后第一次来复查，通常这次复查我们会给病人看术后详细的病理报告，然后告诉他目前的癌症分期以及下一步的治疗方案。这位男病人60多岁，性格也不错，但是女儿情绪化得厉害，在住院期间就经常因为护士扎输液失误和护士产生摩擦。她说她也知道自己容易情绪过激，但是她真的很爱爸爸，爸爸受一丁点儿痛苦她看着都心疼。所以复查时，她让爸爸在外面等着，自己进来听。我看了眼报告，非常兴奋地和她说："这是早期肺癌，已经算治愈了！基本不太可能复发，定期观察就可以。"她"哇"地一下就哭了，说是太高兴了。她哭不要紧，但等父亲进来时，任凭我们怎么解释，他也不相信自己已经治好了。

老先生一句经典的话我记到现在："我闺女都哭成这个德行了，你还蒙我是早期？"

女儿大多数心思细腻，感情充沛，对于双亲得病这种事情，她们更多关注的是"还能不能治好""会不会死""会不会很痛苦"这些非常感性的问题。作为医生，我们更喜欢和女婿交流。女婿一般关心什么呢？大多是"这个病要治多久""都有什么样的治疗手段，治愈率怎么样""每次治疗要多少天，总共要来多少次"。靠谱的女婿一交流就能明白下一步该怎么做。

女婿适合做决定的原因，是因为他既能够做到充分地关心，又能做到充分地理性，他既不像一个外人一样冷血无情、市侩算计，也不像女儿一样被感情支配、不管不顾地全心扑上去，因此他通常能够在两者之间找到一个合理的尺度。大部分的女婿，确实都给我这样的感觉，女婿就像一个家庭当中能够冷静处理事务的"家庭CEO"。因此，由女婿这样的角色来进行家庭资产的合理配置，就是所谓的"女婿经济学"。因为我们说了这么多，无非就是在说花钱治疗时是选择全部投入还是有所保留。就花钱花到什么份上，能做出合理的决定，让所有人即使或多或少有意见也能信服这个决定，这就是最好的结果。

更重要的是，女婿和丈母娘的关系也通常很好，不像婆媳、公媳的关系那么敏感。我们再看看其他关系类型。病人的儿子通常也是很好的沟通对象，一般儿子在父母的健康问题上也能做到理智处理，虽然少数也会哭得歇斯底里，但相比女儿还是要好一些。儿子的问题通常是太忙，会让媳妇帮忙处理具体事务。媳妇是相对最尴尬的角色。大多数媳妇和公婆之间日常都有小摩擦，而且婆媳关系本身就是最难处理的，因此在用钱这个问题上，媳妇就算知道怎么做最合理，也不好直接说。

但是我也见过一些非常厉害的姑娘，她们无论是处理自己家人的疾病，还是处理自己公婆的疾病，都展现出了非常强的决断能力和掌控力，能够获得所有家庭成员的信任。

有一位姑娘，她的婆婆是个乳腺癌术后肺里又长结节的复杂病例，治疗起来选择很多。然而住院的时候，她拉着媳妇儿的手对我说："医生，你有事儿就和我闺女商量，她让怎么治我就怎么治，不用问我，我也听不懂。这亲闺女还能害我不成啊？你说是吧。"然后转头冲媳妇儿温暖地笑了笑。我认为，这样的姑娘也完全能够胜任"家庭CEO"的位置。

所以，女婿和媳妇没有本质区别，也和男女无关，关键是这个家庭当中谁能够获得大多数家庭成员的信任，进行合理的决策。

03. 作为女婿，要知道看病是一个绕不开钱的问题

所谓经济学，具体到生活的场景中来，就是如何花最少的钱，

获得最大的价值。你完全可以用少很多的价格，选择治疗效果稍微差一点儿的治疗方式，这一点也不丢人，反而是非常合理的选择。但我也知道，"量力而行"四个字，知易行难。

只有两类人完全没有这方面的顾忌，一部分是很有钱的人，另一部分是很穷的人。有钱人我就不说了，我先说说穷人。我在东北下乡的时候，曾经仔细了解过这边癌症病人的化疗方案。肺癌当中的腺癌类型癌症，理论上用培美曲塞效果更好一些，但这边的病人用的最多的是相对古老的吉西他滨。这是因为，培美曲塞的效果确实比吉西他滨稍好一点点，但是价格的差别也是巨大的。当地的医生和老百姓似乎觉得用吉西他滨是一件再正常不过的事情，毕竟大部分家庭没有这么多钱，既然疗效差别不是太大，何必买贵的呢？

真正难受的是正在一二线城市打拼的"中产"和"伪中产"们，上不去也下不来，卡在中间不知所措。很多人怕去医院，就是因为医院是一个消费很疯狂的地方——花钱无数，似乎是个永远填不满的无底洞，而且根本没有获得任何快感。

从医生的角度来看，很多时候治疗的边际效用是骤减的，也就是说，多花很多钱和时间，付出很高的代价，也只能提高5%的有效率，这是非常常见的现象。例如最近肺癌领域比较火热的免疫治疗，虽然原理很神奇，也确实出现了一些奇迹，但是总体的有效率还是非常有限的，有报道称只能提高10%，且副作用相当大。一年20万的价格对很多家庭来说压力都是巨大的，但内心上又无法拒绝。如果不做好心理预期建设和财务管理，癌症真的有可能导致一个家庭人财两空。

另外，不同的癌种之间差别很大，像甲状腺癌也许只要几千元钱就可以搞定，但是像胰腺癌、淋巴瘤、食管癌等，手术加上化疗、放疗、免疫治疗，动辄高达几十万，还不一定能够让病人康复。且客观上看，越是花费高的癌症，获得治愈的可能性还越小，病人还会在治疗过程中体验到很多折磨人的副作用，但最糟糕的，还是获得希望之后的绝望。很多病人甚至偷偷和我说，他真不想治，怕因为一个渺茫的希望就花掉家里这么多钱，他们自己心里也很难受。

癌症治疗的阵线往往会拉得很长。例如，有些病人要先化疗 2 个月，然后手术，接着继续放疗 2 个月，后续也许还要持续进行免疫治疗，因此不是筹一笔钱就能够解决问题的。在与癌症的长期斗争中，家里主要劳动力的工作和收入也有可能受到一定程度的影响，进一步加大了家庭的财务压力。

更尴尬的是，很多在医生眼里的好消息，也变成了坏消息。我记得我做小大夫的时候，有一次跟一个肺癌晚期的病人介绍方案。他的儿子很淳朴，很阳光，特别自豪地拍着胸脯跟我说："医生，您就给我爸爸用最好的药，我有钱！"我当时没多想，就跟他说："你们确实非常幸运，您父亲这个病变做了基因检测，有个相对罕见的基因突变，可以用靶向药了。"小伙子非常兴奋，赶忙和他的爸爸说，有救了！

但这个药，当时差不多一个月要花三五万，即使有一些赠药的政策，吃半年也至少要自费 20 多万。他知道这个情况后，找了个没人的地方痛哭了一场。我问了才知道，他哪里是不差钱，他是个农民工，为了给爸爸治病，工地上早中晚三班都干了，一天都不休息，一个月到手也就七八千块钱。他怎么知道，自己的钱对于治疗来说，也许只是一个微不足道的零头。所以在医生眼里"有罕见突变"这种非常难得的好消息，也变成了让人心如刀绞的坏消息。

因此，这些年我致力于提供一些咨询服务，为癌症病人提供一些来自专业的、但又是从朋友角度出发的建议。我发现大部分家庭都差不多，谁也不是含着金钥匙出生的，谁也不是年薪百万财务自由。谁不是一边跟家里说"别担心，家里有我"，一边弯着腰扛起整个家庭的重任艰难前行。如果你不幸有家人得了癌症，不妨客观地和医生表达自己的家庭状态，我相信绝大多数的医生会主动帮你选择最适合的方案。

我学医的时候，当时任北大医学院院长的刘玉村老师说，他看病实在没法做到完全不谈钱，每次都要问问病人兜里带了多少钱。他不是惦记病人的钱，而是需要根据病人的经济实力帮助他选择最适合的方案，因为让病人自己来选择实在是太难了，毕竟在医学领域，也并非是越贵就越好。

刘老师说，他真的希望有一天医生看病的时候能够不问病人兜里有多少钱，只给出最正确的医疗建议就好。然而我们距离走到这一天，也许还有一段相当长的时间。

所以说，让女婿来做决定，就是因为女婿能够客观向医生表达家庭的状况，做出理性的、符合家庭实际情况的决定，而不是但凡有人生病就考虑卖房卖地不顾一切。所以也希望各位妻子能够给老公多一些空间，不要脑子一热就无所顾忌，也不要埋怨老公的"抠"和"省"，你们要和医生一起去商量最适合你家庭的治疗方式。

第三节　医生总让我选择治疗方案，太纠结了怎么办

01. 为什么医生要把选择权给你呢？

早几年的时候，我所在的医院更改了全部的知情同意书。知情同意书的改动很简单，就是增加了一个条目，要求给病人"至少两个选择"，让病人决定用哪种治疗方式。这初看起来没什么问题，对吧？但是操作起来就有趣了。

那天我坐在办公室签病历，听到住院医生和病人家属谈话。

"你可以做手术，也可以不做手术。"

"我们既然都住进来了，肯定就是奔着让主任给我妈开刀来的。肯定是做手术比较好，对吧，医生？"

"我不能替你做决定，你可以选择做手术，也可以选择不做手术，这是你的自由。"

病人和家属一时间就蒙了。

"没人说我们可以不手术啊！不手术我们能干吗呢？"

"不手术就可以选择观察嘛！"

"那我妈这个穿刺了是癌呀，能观察么？"

"这个我没法替你做决定，选择手术和选择不手术都只能你说了算。"

"那医生，如果是你妈得病，你会怎么选呢？"

"我妈没得病，别乱讲。"

"我知道，我是说假设……"

我看那个住院医生马上就要跳起来了，赶紧冲上去，把住院医生支开，和家属简单说了几句。

"这是现在的规定，就让您知道手术存在风险，如果实在不能接受风险医生是不能强迫您做手术的。但是现在这个病情，确实手术是最好的选择，所以我建议您选手术。"

手术非常顺利，病人也成功出院了。但是没有想到又过了几个月的时间，这个病人家属又来我门诊了。她妈妈明明不是我管理的病人，按理说复查应该找她的主管医生才对。结果发现，她过来为的是另一件事。

"我妈又住院了，说是脑梗，医生建议我们用抗凝，说用了可能会出血，不用可能会栓塞，让我们自己决定用不用。我这实在是没招了，才过来听听您的意见。"

我听了直摇头。这并不是我的专业，但是大概明白了那位医生的意思。医生的潜台词是，"抗凝总是有风险的，而且这个风险还没法控制，如果要用，出风险你可别怪我没和你说"。其实就是这个意思。

增加一个"让病人自行选择"的条目，是为了实现"知情选择权"。这条规定从法律上，不允许让作为医生的我，为病人做任何决定。法律的初衷是好的，是为了最大限度地保障病人的权益，让"你知情，我选择"变成"你知情，你选择"。这是进步，我同意。但是在实际操作时，如果没有做好医生的培训工作，就很有可能因为动作变形而出现畸形的效果，就像我开篇讲的那位病人一样，会很无助：我不懂医，你让我怎么选。

其实，也不是《知情同意书》告诉了病人风险，由病人来选择，医生就完全不需要承担责任了。一位优秀的医生，也不会用这样的方式让自己规避风险，在和病人讲述过所有治疗方案之后，一定会主动给病人提供一个他认为最好的治疗方案，这才是作为一位医生最基本的职业素养。如果什么都让病人自己选，那要医生有啥用？

医生、伦理学家杰伊·卡茨（Jay Katz）在1984年写作的《医生与病人之间的沉默世界》（*The Silent World of Doctor and Patient*）一书中提出的观点引发了医疗改革，使得病人对医疗决策拥有更大的决定权。阿图医生认为，如果赋予病人更多的医疗决策自主权，有可能在无意间大大地提高了医疗服务的质量。但与此同时，他也觉得这种责任的转移做得有点矫枉过正了。病人自主权看似变多了，但是最后不得不面对一个残酷的事实：病人通常不想要我们给他们的自主权，在实际治疗中他们会放弃这个权利。

02. 看病如打牌，是高手也不能包赢

病人为什么要选择治疗方案，就不能给出一个最好的治疗方案吗？很可惜，你可以通过地图软件看到现在去机场最快的方式是坐地铁还是开车，也可以通过购物软件比较同一款商品的全网最低价，但在"看病"这件事情上，想找到"最好"真的很难。咱们不说别的，就往回倒推 100 年，那个时候哪怕是慈禧太后花重金聘请的医生，都没有你现在随便去拍个片子获得的信息多。

医疗技术飞速发展的今天，为什么还没有"最好"的方案呢？这是因为医疗不仅仅是一门自然科学，它也是一门社会人文科学。医生认为最好的方式是手术，但是你这一周刚好想陪女儿走上婚礼的殿堂；医生认为你应该多吃肉，可是你吃斋念佛不肯吃；医生认为要切除乳腺才能切除彻底，可你确实不想损失作为女性最重要的器官。

不仅如此，医学还是一门基于概率的科学，但是作为个体，我们无法接受概率的结局。例如现在，肺结节非常泛滥，而且女性高发，导致很多中老年女性饱受困扰。做手术吧，如果是良性岂不是白做？何况还有术后疼痛、呼吸困难的风险，更甚者，万一手术台出风险人没了，岂不是后悔莫及？可不做吧，万一是恶性的，再过一年长大了，转移了，怎么办？即使医学的诊断准确度有 99%，但是那 1% 落在每个个体身上，都是一场灾难。

我之前的导师就遭遇了类似的情况。一位病人的肺结节是良性的，手术也很成功，但是病人术后因为呼吸功能出问题去世了。家

属不依不饶，认为这个手术如果不做就好了，并且认为医生在手术前就应该劝他不要手术。

如果你把医生看成救苦救难的菩萨那可就大错特错了，我觉得医生在我的心目中，更接近一个赌徒，是拿病人的生命和自己的职业生涯（甚至是生命）在搏一个奇迹。所以，医生只是一个牌桌上的高手，相对于普通玩家，他能清楚地算出来场上打过的牌，也必然知道自己如何打牌能够最大概率地取得胜利。如果他一个晚上持续打牌，他能够保证自己是赢钱最多的那一个人。但即使是这样，他也无法保证他每一局都会赢。

我给大家讲一个真实案例。男，63岁，在某地诊断出甲状腺癌，经朋友介绍又找某直辖市著名医生会诊，诊断为良性甲状腺结节，半年复查。家属不放心又托朋友找一位京城的著名医生诊断为甲状腺肿瘤，需手术。于是病人回某地请最开始那位医生给予手术，术后病理为良性甲状腺结节。病人会诊费连同住院费花了几万元。那么问题来了，到底谁才是"庸医"？是否有医生应该赔偿这几万块？

其实在我们医生看来，这再正常不过了。甲状腺是结节还是癌，本身就很难确定。包括穿刺在内的任何一项检查也都可能对病人造成损伤。你永远无法确定你所做出的医疗决定，到底是对还是错。你唯一能确定的是，你推荐给病人的方式，是《NCCN指南》上正确概率最高的方式。

03. 之所以怕选择错误，是因为机会成本太高

不说看病，先说说自己。

众所周知，我辞职了，从北京一所非常知名的三甲肿瘤医院辞职。没有发生过医疗纠纷，一路顺风顺水，没有什么大的人际关系不和，就是单纯辞了个职。仅仅因为想要趁年轻见识更广阔的世界，不荒废生命。

有人吐槽我的任性，也有人赞美我的随性。但我，一个从北京辞职到上海读博士后的人，常会半夜惊醒，这种内心的焦灼无法告知他人。很多人不理解："你在焦虑什么呢？明明是去了更高的平台，有了更多的发展机会和施展的空间，你应该开心才对啊。"我之所以焦虑，是因为我无法估算辞职付出的机会成本有多高。

你看很多人在工作岗位天天骂，就是不离职，骂骂咧咧干了一辈子。说明这份工作还凑合，比上不足比下有余，就这么过一辈子也不会后悔。最多就是哪天午后突然想起，如果中途离职，走不一样的路，会不会就不是现在这样平凡的生活？但如果当初真的中途改道了，几十年过后，当时的同事各个功成名就，而你没混出个人样，你会不会后悔呢？

人们不怕选的东西不够好，怕的是自己做出的选择是错误的。正是对后悔的恐惧支配着人们在做选择的时候踟蹰不前。

"如果当初选择做手术而不是保守的化疗，妈妈是不是能活到现在？"

"如果当时咬咬牙让妈妈坚持化疗，会不会肿瘤就不复发了？"

人总是在出现不如意结果的时候开始质疑自己当初的选择，但你问问自己，当时做的选择是不是基于当时的情况的最优解。如果是的话，要努力放过自己。

不妨告诉你一个小秘密。很多时候你所认为的不同选择，差别真的没有你想的那么大。肺癌的术后辅助化疗绝对的获益只有 5%。我解释一下，这个 5% 是什么意思。我们知道对于肺癌来说，化疗的有效率大约是 50%，也就是说一半的病人可能有效，一半的病人可能效果不太好。做了切除手术之后的化疗，医学术语叫做辅助化疗，就是虽然没有病变可以让我们来评估到底有没有用了，但是从人体检验的数据发现，做化疗的人比不做化疗的人，5 年的生存率高了 5%。

从 30% 到 35%，无非是这样的差别。

说多也不多，说少也不少。尴尬不尴尬？做还是不做？而且分期越早的病人，获益就越小，也就是还不到 5%。花一大笔钱，受半天罪，值不值？所以你现在能理解医生说"可以做，不做也行"了吧。

这句话看起来过于随意，似乎医生对你的健康漠不关心，但其实他说的是最客观的结论——对个人来说，做化疗或者不做化疗，都有复发的可能。唯一的差别是，如果做了化疗之后再复发，你会觉得自己尽力了，仅此而已。但我想说的是，只要你听了医生的建议，做出的是无愧于心、适合家庭经济状况的选择，你就完全可以平静地接受一切后果，不需要把过错归结在自己的选择上。

这不是你的选择，这是癌症，虽然可以不怕它，但也得给它足够多的尊重。

这就是你作为癌症病人的家属，需要做的修行。

04. 治疗方式过于昂贵该怎么办？

我还是医学生的时候，去围观过一次门诊，当时叫做"早期接触临床"，目标是为了培养学生对于临床的兴趣。我和另外一个青涩的小男生，一起站在乳腺科的门诊室内，青春懵懂并且还没有过女朋友的两个大一新生，一旦看到门诊的外科大夫给女性进行乳腺触诊，我们就背过身去，怕引起病人的不悦。

但是那个时候，我注意到一个现象。医生要给病人开药的时候，每每问的第一句都是："你今天带了多少钱？"然后才会决定开什么药，开多少钱的药。

当时天真的我竟然被激起一丝源于道德的反抗。每个人都是平等的，怎么可以因为钱的多少来改变治疗方案？

果然我还是太年轻了。慢慢成长之后，我也开始出门诊。有个肺癌晚期病人可以选择靶向治疗，当时有个第三代靶向治疗的文章刚出来，大家也纷纷建议病人采用第三代靶向治疗，理论上讲效果更好（虽然也好得很有限），然后我就把这个方案告诉了病人和家属。但是病人沉默了，虽然他一直点头说："真好，真好，还有药可以治。"儿子赶紧把父亲推出去，坐下对我说："医生，没事，我爸那就是怕花钱，你不要管他，你就听我的。我挺能挣的，所以你就怎么好怎么来，我就这么一个爸，我这刚工作他就病了，这必须得治啊。"

"嗯，第一代靶向药虽然能报销也不贵，但是第三代的效果要稍微好一点点。"

"嗯，那大概要多少钱呢？"小伙子非常激动。

"大概一个月三万多一点。"

小伙子陷入了长时间的沉默，然后他默默抹着泪说："我知道我爸的病之后，跟老板说了我三班倒，早中晚都干，我不休息，我觉得我一停下就有负罪感，因为没钱看病。但是即使这样一个月就七八千块，我们……"他使劲摇了摇头。

心里是真的痛。

那以后，我也慢慢变成了我之前最讨厌的医生的样子。如果我知道病人的家庭困难，我不会再告诉他们世界上又出现了什么最新的治疗方法或昂贵的新药。我只会告诉他们一种我认为最适合他们经济实力、效果也没有太大差别的治疗方式。不知道是不是因为心诚则灵，这些经济困难的病人，虽然用的不是什么昂贵的新药，但是碰巧恢复得都还不错。

现在回忆起来，我似乎错怪当时那位医生了。

那如果医生建议你爸爸采用一种比较昂贵的治疗方式，你觉得你接受起来确实有困难，该怎么办呢？这个时候，千万先别脑子一热就想：这是我爸爸呀，我卖房子也要给他治。这样做当然可以，但是也许没有必要。

首先，并不是钱越多的治疗方案越好。从经济学的角度，昂贵的抗癌药物是高收入阶层的一种可选项，而并非所有人的必选项。新药从海外进入中国之后，大多数的药物定价最开始都是每年 10 万，2020 年后新药的价格涨到了每年 20 万，明显超出了中低收入病人的支付能力范围。包括我在内，不是所有人都必须要接受最贵解。

第二，开个家庭会议。叫上负担家庭收入主要来源的人、对家庭的债务和风险负主要责任的人、药费的主要提供者、家里话语权最大的大家长，坐在一起开一次家庭会议。你不妨用这样一个公式来帮助你判断。

用药程度 = 药物效果 － 并发症 － 价格 － 家庭负债

例如这个药物 100% 有效，就是 100 分；并发症的发生率是 10%，就是 10 分；价格是每年 20 万，要用 2 年，那就是 40 分；家庭负债是 80 万，就是 80 分；用药程度 =100 － 10 － 40 － 80 = －30 分。低于 0 分，意味着从你们家庭长期发展的角度考虑，眼下这个矛盾也许不适合投资这么一大笔钱解决。会议的召开和结果，都要和其他家庭成员同步。

比起旧药，新药的性价比是相对低的，也就是所谓的边际效用递减。因为越新的药，使用的人就越少，就导致每个人分摊的单价很高。然而，效果却不一定随着价格的升高而升高，副作用却可能会更明显。例如免疫治疗这种比较新的疗法，就有可能造成 5%—10% 的病人出现严重的免疫性心肌损伤，甚至出现生命危险。

高龄病人的身体状态一般而言要比年轻病人更差。高龄病人，特别是既往有过一些心肺脑疾病的病人，可能不一定适合采用新药。在严重副作用发生率相当的情况下，高龄病人更有可能因为心肺功能较差而出现并发症，甚至死亡。原来你的希望是获得额外的 5%—10% 的获益，但是你还要搭进去 20%—30% 的风险，就得不偿失了。当然，具体的获益和风险的数字很难描述，治病不是一道简单的数学题。

可以带病人再去找一趟医生，询问药物治疗的全程费用。为什么要了解全程费用而不是一个月要花多少呢？是因为癌症的治疗通常是个长期的过程，如果全程无法接受，那么贸然地开始也是一种不负责任的行为。你要关心以下几个问题。

1. 这款药需要用多久？有的治疗方案并不是最终的方案，几个疗程后又需要结合其他疗法，不要等借债完成治疗后，才发现仍然需要投入大量费用到第二阶段的治疗中。

2. 治疗效果最好能有多好？有的治疗方案不能管终身，效果只能维持 1 年或 2 年。

3. 平均治疗效果是什么？个体奇迹时有发生，但切勿抱有侥幸心理。

4. 最后一个问题，请医生推荐一些备选方案，这样你在和家人沟通的时候，只需要让他们做选择题，而不是判断题。

如果你已经决定使用不那么昂贵的方案，但是在劝说老人理解你的时候，也要注意一些话术。例如，医生如果说了效果不那么肯定，那么在给家人描述药物效果的时候，不要用太过于精确的概率来描述，因为缓解率 5%、20% 这样的词汇，容易增加人的赌徒心理。你可以选择用时间来描述，比如，"这个药物平均能延长 2 个月的生存期"。这样更容易让人从感受上理解药物相对真实的效果。

不要忽略病人的想法和意愿。如果病人自己已经知晓了病情，并且坚持要用最好的方式治疗，并且也提出一些经济上的补偿方案，例如家里有一些房产可以变卖等，要更慎重处理。但即使是这样，还是要让病人做好心理预期，因为"更多的钱"也不代表"更好的治疗效果"。要合理调整全家人的预期，告诉他们，癌症晚期的平均治愈率只有不到 10%，所以很难出现"奇迹"和"神药"。对于已经进入消极治疗期的病人，比起治愈，更重要的是保证生活质量，还是不要尝试新的、不确定性的药了。

如果病人知情后表示，不愿意增加家里人的负担，最好也不要直接答应，会让病人多少有些心寒，可以与医生多沟通几轮，或者多换几家医院询问后再决定，让病人感受到你的爱。

最后一点，也是十分重要的一点。对于那些不负责出钱、和老人又比较亲密的家庭成员，可以带上他们一起去医院沟通，而不要通过自己的话语来转述，让他们参与到医患沟通的环节中，以免他们因为信息不对等，不理解你的决策。换句话说，就是堵住这些人的嘴。别到时候在结果不愉快的时候，突然跳出来说风凉话："当时要是 ××× 就好了啊。"

这种亲戚，要么堵住他的嘴，要么绝交。

第四节　体检肯花钱，得病少花钱

我们每天都要做许多重要的决定，比如上街买什么衣服，比如今天中午吃什么，但是什么时候去做体检，这个决定要难做多了。体检的重要性几乎被全部人接受，没有人不知道体检的重要性，但是绝大部分的人只是在单位体检的时候被迫去一下，只有极少数人会自己给自己安排一次体检。

我也经常说，体检绝对是个反人性的产品。要是我对孩子说，你看太阳当空照，花儿对我笑，咱们要不去医院做个体检吧！那非得被孩子鄙视死不可。

我们也很少在春节、婚礼这些场合，不送红包，不送礼盒，送个体检卡。送这个本身没问题，寓意其实也挺好的，但是这话该怎么说出口是个问题，要不就说……"大哥大嫂新婚快乐！我看你们气色不错，你们要不要做个体检好好查查。你们刚刚的誓词说得好啊，不管健康还是疾病，都将相守一生。"

所以说，从观念上大家都认为体检有价值、有意义，但是真的要去体检，这一步可真是太难迈出了。说白了，体检就是一次花钱找罪受的过程，钱没少花，得到好的结果也没觉得有多开心，但是得到不好的结果还瞎操心半天，还不如难得糊涂。更何况，做体检的过程，有时候也要遭不少罪。我们总是要把身体的一些部位暴露给医生戳一戳捅一捅的，有些人抽个血都能晕倒（其实我本人也很怕抽血打针，一消毒就紧张得要命），还有胃镜和肠镜就不用说了，捅的过程本身就很遭罪，更何况你还要提前注意好饮食和清空肠道这些事项。

体检，真的是一种三百六十度无死角劝退一个正常人的活动。但凡是个正常人，恐怕就没法坦然地接受它。所以，谁最有可能主动去做体检？大多数都是家人患病之后，看到疾病就发生在身边，有最直观的感受和最迫切的动力——怕死，怕花完钱还死。

医生对病人家属说的一句话很关键——"可惜啊，这个病你们要是能早发现一年，就不至于像现在这样了。"这是病人家属去做体检最大的推力。

从目前的临床数据来看，以肺癌为例，早期的肺癌只需要花5万块做个手术，一周就能出院，手术前手术后什么治疗都不需要，就能获得大概85%以上的治愈率。但是到了中期，就要花5万块的手术费，5万块的化疗费，还只能获得50%的治愈率。到了中晚期就麻烦了，5万块手术费，5万块化疗费，5万块放疗费，再加上零零碎碎的靶向治疗、免疫治疗，治愈率只有20%。晚期是最绝望的，可能几十万砸进去了，也只能获得 5% 的治愈率，治愈的这些人真的都能算得上是医学上的奇迹了。

随着这几年北上广的体检大范围开展之后，越来越多的人感受到了体检带来的巨大价值。现在病人来就诊更多的是因为体检发现某个结节，而不是因为咳嗽痰里带血。这是信息化的飞跃带来的进步，这些病人成功治疗、逆转人生的故事，也鼓舞了更多的人加入到体检的队伍中。

因此，我今天要讲的，不是我们该不该做体检，而是我们该怎么劝说别人（和自己）进行体检，怎么合理地安排体检，以及究竟怎样才能为自己和他人量身定做一套适合的体检方案。

01. 我爸爸总是说去体检但就是不行动，该怎么办？

体检公式：

$$体检意愿 = 焦虑感 + 体检获益 - 体检成本$$

这是某次讲座的时候我偶然提出的一个概念，后来成为我讲体检知识时必讲的段子，现在越来越多的人把它当做一个工具去思考问题。

什么叫体检意愿？就是说一个人会选择今天去做体检，而不是逛街、工作、看电影。他放弃了其他选项，愿意花一笔费用，花一些时间，去一家医院或是一家体检机构进行体检，并且他需要这家机构提供的体检报告。也许是出于健康需要，也许是出于工作需要，这不重要，重要的是他一定要完成这一项计划。

完成这项计划的过程中，心中的小天使和小恶魔会不停打架。小天使负责提供动力，小恶魔负责施加阻力。

首先的动力，就是焦虑感。

人之所以不愿意去体检，最大的问题还是动力不足。外力再怎么强大，只要缺乏自驱力就没人能把你绑过去体检。这种自驱力的缺乏，关键还是因为对疾病发生这件事情抱有侥幸心理。

"明年再去吧……"

"今年太忙了……"

"今年生意不好做，没挣什么钱……"

总之理由非常多。

然而，当爸爸患癌的时候，很多人就会主动为妈妈、也会为自己安排一次体检。因为他知道，疾病来临的时候不会和你打一声招呼，不会问你是不是做好了准备，不会在意你是不是刚刚走上了正轨，抑或是正在遭遇职场、家庭的种种不幸。

因此我在很多场合会和大家兜售这种"焦虑感"。我并不是一个商人，但是每贩卖一次焦虑感，也许就能帮到一个人。有一次做讲座时，一位摄像大哥一边听一边问边上的人："你们这体检多少钱？我能做个吗？我这越听越瘆得慌。"没错，无论听了多少道理，还是要你认为，我们都是凡夫俗子，都会得病。至于什么时候得病、得什么病因人而异，但是只要能早一点发现，你就选择了无数条人生路线当中稍微长一些、平坦一些的那一条。

　　焦虑感是源于自身的、和生存意愿伴行的一种生存本能，我们无法简单地用"好"或者"坏"来描述它，我们需要客观地理解它存在的价值。过多的焦虑感固然让人生像一列加足了燃料的火车，但是过度缺失焦虑感就像一辆没有刹车的列车，同样危险。

　　不知道你有没有过这样的瞬间。你站在商场的五楼，手里正拎着给孩子买的玩具、给老人买的衣服，感慨自己是个上有老下有小的幸福的中年人。这时，你偶然望了望下面，脑子里闪过一个念头："要是我不小心从这里掉下去了会怎样？只要身子倾斜一下，或者是往下看的时候被淘气的小孩撞一下，那我现在拥有的一切不就化为乌有了？！"想到这里，你惊出一身冷汗，甚至回头看看附近有没有人。你在内心问自己："我为什么会突然这么想？"

　　这其实是大脑的自我保护机制。睡觉的时候，你以为自己完全关闭了意识，其实大脑的一部分一直是清醒的，不但负责让你保持均匀的呼吸，也让你在呼吸急促的时候（睡眠呼吸暂停综合征）尽快苏醒过来。不管你怎么翻身也不会翻下床，也是大脑的自我保护机制发挥着作用。

　　因此我们需要焦虑感，并不是说要你焦虑地过一生，而是让你知道生活中有哪些潜在的危机，而你是能够通过做出一些必要的行动，让自己离危机远一些的。

　　我在"贩卖"健康焦虑的时候，很多人会过来打趣说："你这不就是以前江湖上插个旗子到处忽悠吓唬人的算命先生么，但你是有良知的那种算命先生，你不但算命，也给了解决方案。按你说的去做，很多人的人生就完全不一样了。世界上又能少一些中年丧偶，再少一些少年丧父。"

没错，既然要做算命先生，那我就要做最帅最有良心的那一个！

体检能获得健康吗？不能。

体检会损伤健康吗？也许还真的有可能。

体检的获益，必须要放在一个更长的时间维度来看才合理，因此体检的获益应该理解成——通过体检可以获得一个潜在的延长生命、改善生活质量的机会。所以你花的钱，遭的罪，换来的是这个机会。

那其他更直接的收益有没有呢？有。

最直接的获益场景，就是求职。求职单位需要你提供体检报告证明自己无疾病，这是我们去做体检一个非常直接的原因。这并不是一个好的事情。你不是为了发现疾病，而只是为了一个"身体健康"的证明，那么大概率你会选择体检最松的机构，即使医生发现了问题，你也会尽可能要求医生不要写在报告上。身体健康，就能获得工作机会、保险资格等，因为这里面有利益，就会有水分。这不是我们要的体检，这只是一个程序。

还有另一种体检的获益更常见。我有时接到医院的要求，去社区做一些公益讲座，听众都是一些上了岁数的大爷大妈。这种公益讲座，主办方往往会拿出最大的"诚意"——肥皂、毛巾、洗衣粉。

这些对于大爷大妈而言，真的是精准打击的超级杀伤性武器。这种武器甚至能把那些腿脚不灵活、上公交站不住、过马路就往地上躺的大爷大妈都瞬间治好，那场面可真是锣鼓喧天，座无虚席。

不止是讲座，任何社区促销活动，体检送温暖活动，其实本质都是这些，用一些便宜的饵换来更高的回报。这些所谓的体检，例如测量血压、血糖、骨密度等，无非是用一个低成本的方式把焦虑感传递给老年人，看中的其实还是老人与这个信息化的社会脱节所带来的信息不对称，以及爱占小便宜的心理，从中牟利。

所以以上这两种虽然都算是体检获益，但是都不是我们真正需要的体检，而是披着体检外衣的利益转化，真正的体检获益是自己的健康机遇。

我有一位朋友，偶然提起妈妈乳腺结节 BIRADS 四级好多年，但是这四五年都没去做体检。她说的时候还不忘向在座的各位"普及科学"，说 BIRADS 四级不是癌所以不要紧，五级才要去处理。我当场就给她解释，四级是有恶性可能的，还是要严密观察，四五年都不查是不对的。我建议她尽快抽时间带妈妈去医院做个 B 超加个钼靶看一下，别掉以轻心。毕竟我在江湖有着"算命先生"的美名，因此她虽然当场被驳了面子，稍微有点不开心，但是第二周还是带妈妈去医院看了一下。果然……

这个"果然"虽然不厚道，但是确实如我所料，已经不是什么四级乳腺结节了，报告上明确说"乳腺癌可能大，建议立刻穿刺和手术"。这位朋友对我确实服气得透透的，并且不吝啬继续帮我推广"算命先生"的业界声誉，让我坐实了这个头衔再也没法洗白。甚至有人都不叫我"算命先生"了，叫我"乌鸦嘴"。

当医生，说得不准不行，说的准也不行，好难。

那怎么劝家人去体检呢？有一个办法，你可以合理利用规则，让家人获得一种"占到便宜"的感觉。我曾努力劝我爸去做CT。第一年的时候好说歹说，他虽然很不情愿，但还是去做了一次。结果第二年，我都忘记了，他居然说是不是又该做CT了？我一想，是该做了啊，但您不是去年不想做吗？他说："做确实有点麻烦，可是你看啊，这个CT就400多块钱，医院能报销80%多，然后单位还能二次报销不少，这里外里加起来，就跟白捡的一样，那我干吗不做啊，不做白不做！"

很有道理啊！国家当下的政策也是鼓励早诊早治，那为何不把规则好好利用一下，让父母都尽可能"捡点便宜"呢？这总比他们发现的时候就是晚期对国家卫生支出的负担小得多吧。

在我还没从医之前，从来没有仔细想过体检这件事除了钱还需要其他成本，我一直和爸妈强调的都是：你们不要在乎钱，钱我来出。

这说明我还太年轻，还不曾理解成本的含义。这里说的成本是广义上的成本，它可不仅仅指的是你为了做体检需要交的费用，还包括为了体检花的时间和精力，在门诊被护士或者医生甚至是收费人员呵斥的心酸，以及体检前和拿到体检报告前的焦虑，甚至是发现自己疾病时不知如何处置的麻烦。一切会阻碍你去体检的，其实都可以称为成本，而这种成本之高，可能会超乎你的想象。

曾经有人问我，体检应该去体检中心还是医院。作为一个在北京三甲医院工作的主治医师，我肯定会毫不犹豫地回答："当然是医院啊。"

体检机构再怎么优秀，机构内的医生通常都是三甲医院过去兼职或者辞职过去的，甚至我还经常见到一些体检机构的医生是二三流甚至更普通的医疗机构过去挂职的。有些年纪大的，头发都花白了，明显是退休老医生来发挥余热。所以从医生的角度，我当然相信自己医院那些努力上进的医生做出的检查结果，一定是体检机构无法比的。

另外，你一定会发现一个非常有趣的现象，就是体检机构很少给你非常确定的诊断。例如医院的 CT 或者 B 超报告会写"考虑良性""考虑转移"这样的字眼，而体检机构的报告通常是"可疑占位，建议复查"这些模棱两可的字眼。为什么会这样呢？

其实体检机构最大的价值是查出问题，且不能漏掉问题。它并不负责这个疾病未来如何诊治，也不在意临床医生看到这个报告要怎样使用，因此只需要让有问题的人都去三甲医院复查并且治疗就好了。但是三甲医院的诊断科室，由于要和一线的临床医生打交道，因此写报告必然会更加激进一些。如果 CT 的报告都不给出影像科专业的倾向性判断，让临床医生从何下手呢？

临床上有个例子，来我这里就诊的一位阿姨的肺结节其实没什么变化，但是上次的 CT 报告 A 医生写的是 5 毫米，这次的 CT 报告 B 医生写的是 6 毫米，在影像科医生看来这只是个误差。哪怕是同一位医生，两次测量都会有些许的不同。但是在病人看来，可就是天塌了！无论我们怎么跟病人解释，病人心里始终有个疙瘩，认为这个结节长大了，需要立刻进行手术。

因此我向所在医院的影像科提议，如果认为结节没有差别，那么最好参考上次医生写的测量值，即使认为上次的测量值误差比较大，纠正的时候也别忘记补充一句"和前次复查无明显变化"，让病人能够放心。这个建议被所有的医生和影像科医生共同支持，从而长期实施了下去。所以你看，在临床医生和影像科医生有来有往的交流过程当中，就能从细节上给病人更加客观又人性化的体验。但是体检中心因为缺失临床环节，是必然达不到这样的默契的。所以它能完成的，只有检查出问题这一件事情。

但是，我也说了，这是我年轻的想法，当我真的作为病人家属在另一家医院为老人安排体检的时候，才觉得，病人真的不容易——如果没有特殊的关系和渠道，在医院进行一次普通的体检是多么困难的事情。你要预约的 B 超、CT，没有一个安排在同一天，甚至要零零碎碎持续一两周的时间，找窗口去协调时间又总说不能调，一个下午来回跑，也只是把来医院的次数减少到了 4 次（加上我来开检查单的这次，和最终取报告的那次）。

对于一般人来说，我们需要的是发现问题，还是准确的治疗方案？

也许三甲医院比体检机构的准确度高那么5%，但是体检机构的就诊体验可比医院好上500%！我也去体检中心做过一次体检，无论是从服务流程还是服务体验上，我都能感受到是以客户——也就是我——为中心去安排的，而不是医院自己的方便。

所以如果想让老人们走出体检的第一步，我的建议是这样：

如果你就是医院的职工或者在医院有非常好的人际关系，能够让你在医院比较灵活方便地进行检查单开具和时间协调，那么医院是一个很好的选择，不但能够医保报销，而且有着比较好的准确度。

没有这个条件又想推动老人去体检，并且培养他们定期体检的习惯，就不要在第一次体检时让他们获得一个极度糟糕的体验。去体检中心做一个价格稍微高一些的、比较简洁的体检，发现了问题之后，再针对性地去医院做检查即可。

例如我的妈妈乳腺有个结节，那么我每年安排她在体检中心进行一套全面的体检，再去医院帮她约一个乳腺检查。这样的结合既能保证有比较好的体验感受和结果，又能把在医院的检查项目和时间成本减少到最低。

所以你看，连安排体检都是个要花脑筋的事情，花最少的钱办最多的事。如果只是简单粗暴的想当然，也许会让老人连续10年都不肯做一次体检，然后花一笔不菲的价格来为延误买单。

还有一些朋友脑子更灵活一些。我有一位女性朋友，每年会给老人安排一次去日本旅游外加体检的行程。原先我是非常看不上的，因为我认为日本的体检并没有比国内好多少，为什么要舍近求远。

但是后来我在日本感受了一下也确实发现，如果国内医院也能做到日本这样的专业和服务，那么医患矛盾也着实会减轻不少。不止如此，老人出来旅游，身心相对都处于放松状态，与其说是为了来体检顺便玩一玩，不如理解成来玩一玩，顺便做个体检，这样想来，体检的成本就几乎可以忽略不计了。

当训诫老人"你不用在乎钱，我帮你出就行了，你得注意自己的身体！"时，你不妨自己也去做一次体检，切身感受一下体检要付出的各种成本。只有你心中有数了，你才会花一些心思，让阻碍老人体检的这方面成本降到最低，这样才能让他们接受一项在短时间会造成一定程度的损害、但是从长远角度对他们自身乃至对一个家庭的经济和命运会有绝对益处的事情。

02. 如何私人定制一套属于自己的体检计划？

在这里，我也给读者朋友们介绍一个相对比较全面的体检方案，大家可以根据自己的情况灵活选择相应的体检机构和体检套餐。

我建议 45 岁以上的朋友进行相对全面的体检，因为 45 岁已经到了易患病的年龄，至少一些结节开始有迹象了。

建议男性做以下体检项目：

血常规、便潜血。甲状腺 B 超、胸部 CT（1—2 年）、幽门螺杆菌吹气实验（1—2 年）、腹部 B 超、血清 PSA，40 岁以后每 3—5 年查胃镜、每 5—10 年查肠镜。

建议女性做以下体检项目：

血常规、便潜血。甲状腺 B 超、胸部 CT（1—2 年）、乳腺 B 超 / 钼靶，幽门螺杆菌吹气实验（1—2 年）、腹部 B 超、妇科 B 超、HPV 检查和宫颈刷片（每 3—5 年），40 岁以后每 2—3 年查胃镜、每 5—10 年查肠镜。

有几个点需要提醒各位朋友注意。

女性的 HPV 检测和宫颈细胞刷片检查是不需要每年做的，一般要求 3—5 年做一次，不放心的朋友可以每 3 年做一次。为什么这么要求呢？因为宫颈的正常上皮细胞转变为宫颈癌的癌前病变需要 3—5 年，从宫颈癌的癌前病变发展成宫颈癌还需要 2—5 年的时间，因此加起来需要 5—10 年的时间，每 3 年做一次就足够了，每年做不会发现更多病例，只是白增加一道检测，也是白花钱。

幽门螺杆菌阳性不是什么天塌下来的大事，中国目前感染率基本是 50%，也就是大多数人其实都感染了这个菌。目前只建议家里有胃癌家族史的，或者长期有胃痛，胃镜发现胃溃疡或者严重胃炎等的病人进行这个细菌的根治。

不要再用"胸片"体检自欺欺人了。我们医院也安排过体检，但是胸片检查我压根没查，因为意义非常小。你可以理解成胸片是把你从前到后拍成一张照片，要从这张照片来判断病变的话，那至少需要这个病变 2 厘米以上才有可能发现。到能发现的时候，通常也不是早期肺癌了。而 CT 就不一样，CT 是把你横着一刀刀切开，然后再一片片地来看，所以能够看到的是 2 毫米的病变，因此是发现早期肺癌的神器。没有发现结节的病人每 1—2 年进行一次肺低剂量螺旋 CT 即可，如果发现了结节，可以根据医嘱进行定期观察。

血液的肿瘤标记物，可能很多人都会网上查，某一项升高了一点点就怀疑自己得了什么恶性肿瘤，其实大可不必。比较准确的肿瘤标记物并不多，医生比较信任的包括 CEA（癌胚抗原，针对大部分腺癌）、PSA（前列腺特异性抗原，针对前列腺癌）、AFP（甲胎蛋白，针对肝癌），而其他的肿瘤标记物，如果只是单独一项稍微高一点点，例如 CA125、CA199 等，可以 1 个月后复查，或者换一家机构再查一次即可。也有相当多的病人身体没有任何异常，只是这些指标常年只升高一点点，这也是完全正常的现象。所以我个人的建议是，某一项指标超过正常值 2—3 倍以上或者连续两次都升高的情况，再对这个部位做一次相对全面一些的检查，如果没有异常，那就暂时放轻松一些，不要被这些肿瘤标记物牵着鼻子走。

胃肠镜目前可以选择的替代方式是胶囊胃镜，但是胶囊胃镜无法取病理，并且由于不能灵活转动方向，因此会有很多胃和肠道的角落看不到。如果家里有比较明确的胃肠癌家族史，我个人还是建议你每 5 年做一次胃肠镜检查，可以选择全麻，只需要睡个七八分钟就都做完了，很快就会醒来，整个过程非常舒适。

第五节　买对保险不踩坑，你才能逆风翻盘

01. 作为医生，我为什么购买保险？

博士刚毕业的时候，我到手的工资只有几千块，交房租还只能靠已经工作了几年的女朋友，也就是现在的老婆。那时我接到了人生中第一个保险公司的要求，让我为他们的客户做一场健康讲座。讲座非常成功，讲座结束之后经理问我有没有兴趣买保险，我当时就决定保险一定要买，然而这一拖就是7年。

我为什么没有买保险？我想原因和很多人一样，因为穷。租房时，收入刚刚够交房租；买房之后没了房租，但是工资要还房贷；收入稍微涨上来一点之后，又有了娃……

那个经理这7年来很多次暗示我是不是该配置保险了，我都非常尴尬，因为总觉得正处在人生当中很重要的时候，总是在缺钱，总是很拮据。但是即使是这样，我们还是能够安排每年花1万块钱去旅行，可是却不考虑拿出1万块钱来配置保险。

但是好在我是幸运的，在完全没有保障的情况下，这条脆弱的生命线硬是没有崩。然而，当我们有了娃之后，老婆就对我说："要不，你去买个保险吧。"我想，也对，我买了保险，站着是印钞机，躺下是一堆金，无论怎么都是明明白白的真金白银。几百万的房贷瞬间能被我的保险理赔金填上一半，够娘俩轻轻松松过个三五年。老婆再花三五年改个嫁，来个接盘侠继续还剩下一半房贷，最后孩子长大了给他当婚房。我当时想了想，这大概是我老婆心中梦寐以求的圆满大结局吧。

于是我动心了，但是保险这个东西就是这样，它虽然是个商品，但是购买的体验贼差。有什么东西是买了又不想用的呢？那大概就是保险了。买了保险之后，恨不得给锁在柜子里，谁也不会发个朋友圈说我今天买了一大堆保险。中国人最忌讳的事儿就是把话说满，用现在的话讲叫做立 flag。于是，我虽然动了心，但是每次想下决心买的时候，就会觉得，这个月收入低了点，下个月吧……这个月要出去玩，下个月吧……下个月吧……明年吧……

当然，最终触动我的，和触动你们的一样，就是身边的人真实发生的例子。我的大学同班同学，大学 8 年里有 6 年我俩住隔壁，并且还一起下过 2 次乡、做过 2 次社会实践。他是一个男生，微胖，性格非常好，是一个无论谁都会竖起大拇指的优秀人才。结果他在连续值了几个夜班之后，就在家里与世长辞了。留下同样是同班同学的老婆和一个不满周岁的女儿。

这件事情对我们的打击真的太大了，当时第一反应就是天妒英才。我在此无意去过多渲染这种悲伤来促使你产生所谓的"焦虑感"，但就我个人来说，我觉得自己再也赌不起了。

我不能保证我会不会也因为"天妒英才"而短命，毕竟优秀是我不能控制的缺陷。但我能保证的是，哪怕我不幸挂了，我的爱人和孩子也可以在我做的一个伟大而英明的选择的庇护下过上仍然不差的生活。

俗话说，穷人买彩票，富人买保险。

我不是富人，但是我觉得这句话应当这样去理解：此处的"穷人"和"富人"没有一个严格的金钱上的划分。"穷人"更多指的是他不担心失去任何事情，他的生活已经处于谷底，他需要的是打开一个向上发展的大门，即使这个大门留给他的机会微乎其微，他也愿意相信自己就是那条锦鲤。"富人"并不意味着他有别墅豪车，而是代表他心中有非常重要的人或者事，他不想失去这些。因此作为"富人"，他更需要的是保险，能够让他不掉下去，不让自己或者祖辈多年的积累毁于一旦。我虽然是个穷酸医生，但我认为我就是"富人"，因为在这个世界上，在我内心最柔软之处有我最爱的人。

02. 医生为什么喜欢有保险的病人？

我当医生有个习惯，就是帮病人省钱。没有必要的钱该省就省，而最省钱的方式，其实就是手术后早点出院。

当时我所在的北京肿瘤医院设立了特需医疗中心，在那个住院部进行手术的话，不但手术费贵，每天的床位费也是参考星级酒店的价格，但是环境非常整洁，病人家属也能够24小时陪护在身边，不像三甲病房管理得那么机械，连探视的时候送个饭都得看门口师傅的脸色。所以我在手术前就和病人家属讲好，说虽然这里相对贵一些，但是我会争取让你们早点出院，这样花费能够尽可能低一些，因为我从他们的穿着和谈吐来看，也并不是什么大富大贵的人家。然而意想不到的是，那位家属笑着说："先谢谢您了，王医生。您不用这么替我们着想，我们有商业保险，是按天给住院津贴的，连陪护家属都有一份，不超过14天都行，所以您要是能让我们住满14天那是最好了。我看了下住院费，似乎还没有这个津贴多，也就是多住一天，我们还能挣不少钱。"

那其实不是我第一次知道保险这个东西，但确实是我第一次知道保险还能这么给力。既然没有钱的问题了，那还等什么呀，什么好就用什么呗，怎么效果好怎么舒服怎么来。

那位病人不但顺利地做了手术，还在医院好吃好喝地住了2周，才依依不舍地离开医院。护士和大夫也都很喜欢他们，因为他们并不像有些病人那样，连换药的时候用的纱布都要去查账，看是不是多计了1块。

医生当然希望自己的病人有保险，作为一名肿瘤科医生真的绝望的，并不是你们想象的那样不得不每天面对这些凄惨的病人，而是明明知道有一种治疗可以帮到病人，但是他却无法选择。

我在普外科轮转的时候，曾经急诊收治了一位车祸外伤的病人，小肠被戳烂了，医生花了整整一个通宵才把坏死的小肠切掉，把十几段小肠一段一段接在了一起，最终成功把病人从死亡的悬崖边硬生生地扯回来。这个病人在手术结束之后就送到了重症监护室，我每天给这位病人换药，眼看着这位病人一天天地好起来了。可就在这时，一天早晨，我刚进办公室，就看到主治医师在和病人家属谈病情，主治医师非常激动，一直拍桌子喊着："那我们之前的努力不都白费了嘛！"但是那位女家属却一直低头抹泪。

一打听，才知道今天早上女家属过来和主治医师说："我们不治了。"简简单单的一句话，道出了多少不为人知的心酸和绝望。你很难问出"你们为什么不治了""为什么不去借点钱""为什么不找地方的红十字会救助一下"。只要你和那位女家属接触过就会知道，她在一开始的时候是多希望我们把她的丈夫救回来，当得知转危为安的时候她的眼泪喷涌而出。无论什么时候叫家属，她永远都在。她似乎不用睡觉，也不用吃饭，几乎24小时守在监护室的大门外。就是这样的状态，15天后，她却艰难地说出了"放弃"两个字。

做医生最痛苦的莫过于此，那位主治医师想给他发起各种"××筹"的募捐活动，但是都被她拒绝了。她说能卖的都卖了，能借的都借了，她一辈子也还不上这么多钱，都是命。她唯一的希望是把丈夫运回老家，这大概是她内心唯一的倔强。

如果这个男人有一天突发奇想，买的不是一条烟，而是一个最便宜的医疗险，也许就意味着他的妻子完全不用再担心治疗的花费，治他个"山穷水尽疑无路"，必出个"柳暗花明又一村"！

03. 癌症病人的家属，更应该配置保险

假设你已经看到了这里，你应该大致了解我是一个怎样的家伙。虽然有时候有些小坏，又经常不正经，但是我一定不是一个坏人。在这样的"人设"下，我与你之间也没有任何的利益关系，你买的保险所产生的佣金我也一分不会得到，所以基于以上，我有理由怀疑你即将被我打动。

正因为是癌症病人的家属，所以才更需要配置保险，这包含了两层意思。

第一层意思很容易理解，因为癌症病人的家属从遗传角度，甚至从生活方式角度，都比没有家族史的病人有更高的癌症发病率。更重要的不是发病率，而是早发癌症率。也就是说，假设家人在60岁发现乳腺癌的话，那么你40岁的时候发现的乳腺结节，就应该给予充分的重视了。

第二层意思是，作为癌症病人的家属，走了这一圈下来，应该对癌症病人的花费再了解不过了。

我的家人中也有癌症病人。治疗的花费是一大笔，这你已经知道了。也许你已经在后悔为什么爹妈早年间没有买过保险，然后下定决心给自己尽快配上了。但是先别着急，我要告诉你，还有一大笔是不包含在治疗花费之内的，叫做"隐形花费"。

可以说，我们全家上下都没有坐过头等舱，住过大酒店，但是一旦有家人生病，我们全"享受"过了。在疾病面前，你会认为凡事都要找最快的路径，这个时候根本就不会像平时买菜一样费劲地

讨价还价，而是有一种脑热的冲动，让病人尽快恢复健康。钱，当然也可以以后再赚。这个时候谁要是出来说省点钱吧，那作为儿女也着实是不孝。

最后我们统计下来，似乎我们花在医院之外的钱和花在医院里的钱（报销之后）差不太多。你要问我们都花到哪里去了，确切地说，我们也不知道花到哪里去了。一家子人在北京的吃住开销等隐性的消费可着实是不少。

除了这些之外，还有两样东西叫做"补品"和"礼品"。

所谓补品是中国特色，它有这么几个特点：

第一，没有用。

第二，非常贵。

第三，你还必须得买。

为啥呢？别的病人家属都买了，你不买，病人心里又该犯嘀咕了，是不是别人家的儿女更尽心呐？还好我家的病人对我非常信赖，我家一点补品没吃过，术后恢复还是杠杠的。

但是还有个事儿是"礼品"。

要知道，你不买可不代表别人不买，人家来看望病人，总不能两手空空啊。那怎么办呢？买点补品呗。买过来放着，你也不会吃，但是也没地方送去。最重要的是，人家送了礼搭了人情，你日后总得还呀。得，这里外里，一点好处没落着，还搭了个别的礼品出去。

因此，也在此呼吁各位朋友，看望别人别买礼品，不如就买个果篮简单。如果是至亲的话，果篮都别买，拎点新鲜的水果，可比果篮的水果好吃多了。

04. 几个保险硬知识，医生讲给你听

很多人一买保险就头大，一会儿重疾险，一会儿大病险，一会儿又医疗险。经常看抖音说三四百就能买个保险，但是有人要花好几万买保险，是不是被人骗了？其实，保险就是一种金融工具，工具之间是没法直接比较好坏的，就好像你吃面会用筷子和叉子而绝对不会用勺子，但是你不能说勺子就是个坏工具。

只有你知道每样工具设计出来的目的是什么，你才能根据你的具体情况来灵活地选择配置哪些，配置多少。疾病的发生就是一个概率事件，你很难知道你所配置的是不是就一定能最大程度地返还回来，因为你无法预测自己会不会很快发生重疾，也无法预测会发生怎样的重疾，会花费多少。但是你能做的，是在你家庭现有的经济结构当中，选择一种最巧妙的打法，既适合家庭的收支平衡，也能最大限度覆盖你最害怕的风险。

因此，我就从医生的角度给你讲一下，到底这些常见的健康险种都是干什么用的，到底有什么价值。

重疾险：拿自己的健康做赌注的投资

在我看来，保险就是拿自己的健康作为筹码和保险公司进行的一项"对赌"协议，它本质上还是一个金融产品，只不过这个金融产品的回报率，是超过基金理财，还是低于基金理财，完全取决于

你理赔的早晚。你刚刚买了保险，明年就得重病拿到钱，那自然很赚，只花1万，拿了50万；但是如果你90岁才因为重病拿到钱，你相当于"亏了"很多，因为50万在银行里放个几十年也远不止50万。所以它只是一项金融工具而已，我们最需要它解决的，其实是在青年、中年时候因为发生重疾而带来的家庭财务危机。

因此，除了需要覆盖看病所需要的花费（自费的部分）之外，重疾险最大的价值是提供一笔灵活的重疾"补偿"。也就是在100个购买保险的人里，也许99个人亏了钱但是健康，有1个人丢了健康但是拿到了赔偿。

因此这笔赔偿，对于一般家庭来说，可以说用途甚广。你也许背负着每个月1万—2万的房贷和日常的开销，还有看病的交通、住宿的费用，那么有50万的储备基金就可以避免在各种事情上捉襟见肘。

有些人认为，我家里也不是没有50万，等生病了拿出50万就是。事实上，不缺钱的人反而更习惯配置高额度的保险，来让自己在疾病面前没有损失。因为平时的支出占自己财产的一小部分，但是一旦发生重大疾病，就会获得非常可观的财产回报。这也大概是有钱人会更有钱的逻辑所在。

很多人认为，重疾险就是坑多，花这么多钱买保险，最后就赔那么一点点，这一观念在老人当中尤为严重。像我爸爸听说我给保险公司讲课，就曾经比较委婉地表达了自己对保险的不满。其实我能够理解，在20年前，保险的确不是个名声很好的行业，那是因为随着经济的发展，保单的价值增长远远落后于理财、股票、房产等收益，因此导致当时花了很多钱买的保险，最后收益少得可怜。

但现在中国的经济发展已经开始踩刹车了，GDP 增速开始趋于平稳。可以说，现在看病和 10 年前看病，花费的金额，差别是非常小的，基本不再会出现买的保险未来成为鸡肋的情况。更何况，我们买保险大概率是在我们最年富力强的时候，如果这个阶段发生重疾该怎么办？只要配足了重疾险，就可以防止家庭经济一下子垮掉。

你需要花多少钱买重疾险？

我尊重专业的代理人，但是当很多代理人向我洗脑我需要拿出总收入的多少去配置保险的时候，我的内心是抗拒的。甚至有很多代理人朋友的朋友圈，总是能看到"某某买了高额的保险，因甲状腺癌一下子收获几百万"的"励志"故事，更让我对这种最大限度配置健康保险的代理人产生了不好的印象。

我有一个好朋友，家庭月入 3 万，背着每个月 2 万的房贷，还给自己配了年缴 3 万的保险，她说她的代理人告诉她，重疾险要占收入的 15%—20%，那么算下来应该就是 5 万块，她"只"配了 3 万多。

但你到底需要不需要这么大的保额？或者换句话说，从医生的视角来看，你到底需要多大的重疾险额度才够？

我们就以癌症为例（确实也是花费最高的部分），和你算算得一场重疾能花多少钱。其实癌症里面也分好癌和坏癌。

好癌里面诸如甲状腺癌、肾癌等，花费其实并不多，几千几万块钱进行个手术，切除之后生存期很长，如甲状腺癌基本是95%以上的治愈率，很少会复发。所以行内也有"一把一利索"的说法，也就是干一票，终身和医生不会再相遇。

但是坏癌可就不一定了，现在的淋巴瘤、白血病、滑膜肉瘤、肺癌等疾病的花费还是非常高的。花费高的原因是因为随着科技的进步，针对这些疾病出了很多新药，新药的价格通常是不菲的，最贵的例如靶向药、免疫治疗、骨髓移植，都有可能让一个家庭破产。

除了好癌和坏癌的分别之外，影响花费最大的因素是分期。

我们举个不是很恰当的例子，分期就好像你在堤坝只有一点裂缝的时候补，只需要请个潜水队弄点水泥加固就好了，但是一旦破了个大洞导致堤坝决堤，你非但补不好洞，还得花一大笔钱去疏散下游的百姓。

治癌也是同理。我们以肺癌为例，肺癌分为1、2、3、4期，最早的1期只需要手术就可以治愈，大概要5万块，有85%的治愈率；而2期就需要手术＋化疗，也许是5+5万，获得50%的治愈率；3期就需要手术＋化疗＋放疗，那就是5+5+5万，这时候只能获得25%的治愈率了；但到了4期，你可能需要放疗＋化疗＋靶向治疗＋免疫治疗……也就是5+5+10+10+……万。然而，你却只能获得5%不到的治愈率。越是晚期的癌症，治疗的性价比越低，但是大部人通常还是想要试一试，这就是大多数家庭因为癌症出现"人财两空"最基本的场景。

我再告诉你一个可怕的真相，那就是中国85%癌症病人，一旦发现疾病，通常都是 3 和 4 期，也就是超过一多半的人会面临相似的情况——治疗费用平均 20 万—50 万，上不封顶，但是 100 万以上的花费仍在极少数人群当中。所以，我建议你的保额超过 50 万，但是没必要达到 80 万—100 万，这不是一个严格精准的计算结论，是我基于目前的癌症治疗给出的"必要"额度。

如果你购买的保额是 80 万，那么我来解释一下这个 80 万的保额用来干什么。如果你有医保，同时也有补充医疗险的话，那么 80 万就是你的收入补偿，你在 2 年的康复期内可能参与不了过于繁重的工作，因此相当于获得了一份年薪 40 万的工作。即使你没有商业版的补充医疗险，那么扣掉自费的 30 万，你也能剩下大约 50 万的费用，这部分费用也能让你安然生活一年，甚至可以正常地还贷款，不会因为疾病就贸然卖房。如果购买的是 50 万的保额，那么再配上一份商业的医疗险，你依然有可能获得非常体面的"癌后结局"。所以保险的存在对于家庭来说，我个人认为仍然是必须的。你没有必要买过高的保额，但是拥有个 50 万—80 万额度的重疾险，仍然是每个中年人的必需品。

另外，很多人会脑子一热买非常高额的保险，我也劝这些朋友尽可能冷静一下。的确你现在的收入可能稍微高一些，但是一场疫情让很多人都明白，不是什么工作都能干到退休的，你有可能今天是高管白领，明天就下海务农了。所以在年轻的时候，凡事给自己留一点余地，不要把长期的重疾险做得很满，让自己每年都吃力地缴费，那样也就失去了合理配置保险的意义。

医疗险

商业版的医疗险更简单，相比于重疾险的"得病给一笔钱，爱干吗干吗"而言，是一种更加经济实惠的保险类型，它解决的问题是"自费花多少就报销多少"，可以理解为是一种补充医疗。

这个价值就更大了，因为对于一个30岁的年轻人来说，他可以每年用300元钱的保费撬动一个100万的杠杆。赔付的上限是100万还是200万都没有关系，因为大概率一个疾病也花不了这么多钱。

之所以买了重疾险还必须买医疗险的原因在于，重疾险的钱是用来补偿收入和损失的，拿它来看病就太亏了。如果我们不幸得了白血病要做骨髓移植，那么无论花60万、80万还是100万，都有医疗险帮我们全额报销，然后再用重疾险的补偿去生活，那才是一个最完美的状态。

医疗险的保费呈碗状，也就是两边高中间低。小孩子和老人的医疗险保费会高，这是他们发生疾病的频率高，花费高，而年轻人得病的概率低。所以医疗险的保费杠杆是最大的。因此，如果你认为自己的经济状态不足以支撑重疾险的话，那一定要先购买一个医疗险。

看到很多水滴筹的病人，都不禁感慨一句，如果当时花300元钱买个医疗险，还需要卖惨赚同情吗？我是一个相对高傲的人，如果我得病，我希望能和医生说"我有钱"，而不是和全世界说"救救我"，因为我并不一定有机会偿还这些恩情，这对我来说并不是一件值得骄傲的事情。

寿险

寿险细分可分为定期寿险和终身寿险，我购买的是定期寿险，这种寿险是说，假设在50岁或者60岁以前，不管因为什么原因挂掉，你的继承人会得到这笔钱；超过这个岁数，寿险就相当于花钱买了个放心。换句话说，寿险是唯一一个，你花了钱却无论如何自己都拿不到钱的项目，那为什么还要买呢？

我个人买寿险的一个主要原因，是因为那段时间家庭的负债变多了。几百万的房贷放在一位年轻医生的一生来看，每一年承担的都不算多，但如果我突然间告别这个世界，我的老婆和孩子就要面对这笔巨大的债务。对他们来说，也许积蓄能够负担一小段时间，但是之后该怎么办呢？所以，有了这份寿险，也许不一定能覆盖全部的债务，但也能帮上大忙。

年轻人突然挂掉，虽然概率很低，但还是有可能的。每年都有大量的新闻报道了年轻人的猝死，医生、程序员、作家都是非常高危的职业，昼夜颠倒的不规律作息，不健康的饮食，高强度高压力的工作，睡眠的缺乏，特别是在身体不舒服的时候还被迫坚持工作，都是导致猝死的重要原因。引起猝死的原因，通常是严重突发的心律失常或者因为疾病状态下的疲劳导致的心肌炎、心肌梗死等。精神状态不稳定的情况下，人的植物神经系统（交感和副交感神经）的功能是紊乱的，就好像紧张的时候容易闹肚子一样，心脏受到的影响也许比肠道更严重。

我经常开玩笑地对老婆说："如果我突然挂了，那么你起码还有 100 万，能还个 3 年的房贷，这 3 年足够你再给娃找个后爸，或者是换份收入更高的工作，或是家里一起想办法，总不至于到时候逼得把房卖掉。"

从当代国人的平均寿命来看，人在 50 岁或者 60 岁以前死亡的概率其实是非常低的，但是得重疾的概率是很高的。这就导致定期寿险的保费要比重疾险低很多，所以如果债务高的话，可以在配重疾险的同时适当配一些定期寿险，这样可以用相对较少的钱，把你突然间死亡所带来的赔偿做得更高。

我们来比较两个保险方案：

A. 例如你配备 100 万重疾险，需要花费 3 万元。

B. 但是你配备 50 万重疾 +200 万定寿，也许才花费 2 万多元（各家公司不同）。

这两种情况的差别在于，假设这个年轻人不幸在 40 岁猝死了，那么配备 B 方案的人能够直接获得 250 万的赔偿，这可能一下子就解决了家庭的债务危机，这个家庭虽然失去了顶梁柱，但是避免了最大的经济危机，对于家庭整体而言，足以得到经济上的补偿。而从花费上来讲，要低于单纯配备重疾险的组合。

当然，如果完全没有债务，我个人认为定期寿险可以不配或者少配。

总结一下，定期寿险其实就是个防"英年早逝"险，是我最最需要的，而终身寿险并不在我这位医生的考虑范围内，那款产品其实意义更多在于传承。

意外险

意外险是个比较复杂的保险类型，它其实和健康无关，是用更少的钱来保发生率更低的意外，这不属于健康类保险的范畴，所以在此我也不越俎代庖，还是请咨询您的保险代理人。

05. 医疗险这么便宜，为什么还要买重疾险？

一位朋友小赵最近购置了新房，也刚刚有了自己的孩子，一家人过得和和美美，但是小赵最近也有了一些心事。小赵说自己家里背着太多贷款，身边也不乏中年人猝死或者重病的例子，所以他想给自己买份保险，万一自己有什么事情，家里的老婆孩子不至于立刻出现财务崩溃的状况。

我觉得这是件好事，未雨绸缪，必要的保障型资产配置是应该有的，这也是社会进步的标志，但是小赵说了他的一些顾虑，居然还和医院有关。

小赵说自己在购买保险的时候，被代理人询问了一系列问题，就发现了有一些不对劲。他自己身体很健康，平时爱运动，也没生过什么病，但是当代理人问他有没有去医院看过病的时候，他想了想，自己虽然没去看过病，但是医院却没少去。

他有的时候会用自己的卡帮农村的爸妈开冠心病的药，农村没有这个药，但是老两口又没有城镇医疗保险。但这种"骗保"的行为给他惹了大麻烦，他不止一次在医院留下了"冠心病"的诊断，因为如果没有这个诊断，是开不出这个药的。另外他还会偶尔去开一些治疗胃病的药，也不是因为真有胃病，而是自己单位应酬要喝酒，所以经常会准备一些保护胃黏膜的药物来预防胃黏膜损伤，或者说提高"酒量"，这也是他的朋友给他支的招。但是医生为了开这个药物，就随手写了个"胃溃疡"。

代理人说，这些疾病都在他的医疗档案上留下了非常麻烦的污点。说小赵买保险可能会面临拒保，也可能会加费或者有条件承保等结果，这让小赵觉得很亏，明明可以用和别人一样的身体条件买保险，自己买的却性价比这么低。

于是小赵想，能不能不从正经公司买，从网络上买呢，毕竟网络上审查不严，只要点一堆否认就可以通过，而且还便宜。这其实是掩耳盗铃的做法，互联网的重疾保险经常是宽进严出的，但本质上也要保证所有参保人的公平，要杜绝骗保的可能性。也就是说，现在不审核不代表理赔的时候不审核，一旦审核的时候对方检查过往的病历，很有可能因为各种原因拒绝赔付。保险就是图个放心，买个定时炸弹也并不是最好的选择。

像小赵这样的人非常多，在开药的时候，医生为了开具某个药物必须要写某种诊断，但有时候正是由于这些诊断，让很多人的保险购买资格成了大问题。例如：

胃病。不要轻易写胃溃疡、息肉、胰腺炎、反流性食管炎这些疾病，如果真是因为开药写了，记得再去看门诊的时候麻烦医生对目前的状态进行补充说明，例如症状明显缓解，或者疾病已经好转等等。

心脏病。年轻人患心脏病确实会影响承保，建议不要为了报销用自己的号去开很多和这个年龄或者性别不相符的药物。

肿瘤。如果写了恶性就没戏了，当然大部分都是不能确定良恶性的类型。例如肺结节、乳腺结节、甲状腺结节等。这些需要让医生客观评估。如果硬要抹掉诊断，除了你自己涉嫌恶意骗保之外，医生还要受到严重处罚，所以也不要坑你的医生朋友哦。

如果你发现了一些身体的小问题，还能不能买保险？

答案是，能。

为什么很多人会觉得保险的坑多，买了保险经常会因为理赔的时候拒赔或者少赔，让很多消费者觉得上当受骗。其实在我看来，很多时候也并非全是保险公司的锅，也有很多买保险的人自己的问题。

要知道，在买保险的时候，保险公司不会对每位客户都去花成本进行调研，看看你是不是一个"清白之身"，而是让你自己如实告知，如果这个时候你选择隐瞒，明明知道自己得了某个疾病但是不说，那就构成了所谓的骗保行为。

这种行为也许不会影响你购买保险，但是在理赔的时候，保险公司可是会把你在各个医院和体检中心的就诊和体检记录全部翻出来看的，如果你当时有个肺结节，而现在你要赔肺癌，那对不起，保险公司拒绝赔付，并且还可能会反过来起诉你的骗保行为。

保险公司的核保部门看似在投保的时候是个守门员的角色，但是它防的还是那些骗保行为，因为骗保行为不止伤害了保险公司的利益，也伤害了一起购买保险的客户的公平性。所以，核保部门并不是因为你告知了疾病就不让你买保险，它最大的目的还是为了防止恶意的骗保。因此你如果选择刻意地隐瞒，会为未来的理赔埋下一颗定时炸弹。

告知了之后，保险公司会调研你所说的情况，然后根据它所可能产生的风险来综合地评估是拒绝卖给你，还是加费卖给你，或者是附加上一些除外条件卖给你。也就是说，如果你已经有了肺结节，那么保险公司就去掉肺结节的理赔，意思就是如果你得了肺癌就不赔，但是别的它都赔。这其实也相对合理。

另外，更重要的一点是，你与保险公司的交涉更像是一次法律的谈判。如何充分合理地表明你虽然有某个小问题，但是这个问题风险极低，并不会出问题，是体现你的代理人专业素养的重要因素。他如何在法律允许的范围内，最大程度地为你争取利益，是他的本领。所以我一直认为，代理人是短期内不能完全被互联网取代的存在，他不只是一个中介，他更应该是一个优质的法律顾问。

我的朋友就是B超发现腹膜后有个淋巴结肿大，从保险的核保来看，这是一个巨大的雷，他投保了很多家也没能成功。但是后来发现，其实是他的表述存在问题。我给他一个建议，下次再投保的时候，把这个淋巴结几年的报告都提交上去，并且下次找医生做诊断的时候，尽量不写"良恶性待查"的字样，而是让医生尽可能根据经验给个大致的判断。从医生角度来看，如果 3 年了都没变化，那么是恶性肿瘤（淋巴瘤、转移癌）的概率就不大了，所以写个"考虑良性"我觉得是合理的。

他去找了医生，那个年轻医生也比较厚道，确实为他做了个很好的背书。再加上他连续几年的 B 超和 MRI 检测都没有提示这个淋巴结有任何增长的迹象。因此在他把厚厚的一叠文件拍照发给保险公司之后，保险公司最终给了加费承保的决定。更可喜的是，他买了保险后，过了 2 年，又向保险公司提交了撤销加费的申请，因为这 2 年内，淋巴结仍然丝毫不动，从医学角度来看，5 年不变的淋巴结是恶性的概率就更低了，所以保险公司经过慎重考虑，撤销了他的加费承保条件。

这就是说，你不要怕向保险公司进行告知，但是告知也存在技巧。如何能够做到既诚实，又尽可能降低成本，增加保障，其实是需要专业的素养的。中国正在逐步进入一个法制健全的社会，因此我认为法律工作者在未来会有更大的价值。我真心认为一个合格的代理人，不应该只是做到一个"卖"保险的商人，更应该做好一个法律顾问的角色，来帮助他所服务的客户。

第四章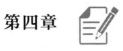

护理篇
悉心照顾与善终关怀

第一节　也许他真的痛苦，而你并非无能为力

面对死亡是件痛苦的事情，而患癌之后逐步走向死亡的道路上荆棘密布，病人只能一步一步赤脚而行，身边甚至没有一个同路人能够搀扶。

很多病人家属觉得，病人怎么这么娇气？动不动就叫唤难受，但是仔细问，却又说不出一个确定难受的部位。每天看着病人那么痛苦又无能为力，作为看护者的家属慢慢会变得烦躁，产生出一种本能的愤怒。这种愤怒的情绪如果不适当地消化和排解，家属就可能会把愤怒的枪口指向病人、医生，甚至是自己。

作为病人家属的你，也许从来没有想过，能够帮助病人最多的那个人就是你。

01. 癌症晚期病人都有可能出现哪些痛苦？

我们先来回答一个问题：癌症病人都会很痛苦地走吗？这一点

相信很多人都有自己的答案。如果亲人当中有人因癌症离世，可能会给人留下很大的心理阴影，觉得这是一种十分可怕的疾病。

其实，所有疾病的终末期都是相似的场景——呼吸衰竭、心力衰竭，这都并不是癌症直接导致的。癌症晚期的痛苦一般表现在这样几个方面。

癌性疼痛

胃肠道内的转移和肺转移通常都不会造成疼痛，但是如果转移侵犯了腹膜或者胸膜的神经，特别是出现骨转移，这个时候会出现非常严重的疼痛，而且愈演愈烈。病人会逐渐感受到难以忍受的、持续的、越来越严重的疼痛感。

压迫

例如脑转移会出现脑组织的压迫，造成头部的涨痛感；盆腔巨大的肿物会导致腹痛难忍；很多时候腹腔和胸腔会因为低蛋白以及肿瘤刺激导致大量的胸水和腹水，引起严重的腹胀，甚至感觉到明显的呼吸困难。

憋气

如果出现肺部的大量转移，会因为有效肺单位的减少，出现呼吸困难的症状，这通常是比较难过的，因为症状会越来越严重，甚至在吸氧情况下也会觉得憋气。

梗阻

当食管的肿瘤或者肠道的肿瘤很大的时候，会阻塞这些人体内的管道，让食物无法进入或者让粪便无法排出，病人会开始出现不能进食、无法排泄的症状。

这些听起来确实让人感觉非常难过，为什么癌症病人要受这些罪呢？实际上，不是所有的癌症病人都会出现这些症状，而且每个人出现的症状的程度也不一样，这就需要我们看具体情况，来帮助病人缓解这些症状。

02. 如果疼痛是个大问题，说明家属做得不到位

在恶性肿瘤病人身上，疼痛是很常见的，它可能是肿瘤侵犯和刺激引起的。我经常会遇到一些癌症病人跟我说："医生，我很疼，但是我还能忍受。"言外之意，他的疼痛是靠自己熬过来的。

我不推荐这种做法，如果疼痛得不到及时处理，会发展为慢性疼痛，控制起来会更加困难。严重的疼痛不仅会影响饮食、睡眠，还会使人的情绪长期处于压抑状态，甚至有病人因为疼痛而自杀。如果你有机会走进肿瘤医院，你会发现医院对病人自杀这事儿严防死守，不但所有的窗户都只能打开一点点，根本钻不出去，而且楼下还会放置防护网，专门防止自杀发生。

我可以说，如果对病人来说疼痛是个大问题，那说明病人家属做得太不到位了。

不要让晚期癌症病人忍耐，不要被药物的副作用以及镇痛药的成瘾性这种观点吓到。在缓解癌性晚期病人的疼痛方面，医院在镇

痛上是不会设置上限的。所谓的镇痛药物依赖，在病人的疼痛之前也是微不足道的，我们要做的，就是尽一切可能让病人保持舒适。

那么，癌症的止疼药应该怎么吃呢？

镇痛药在临床上分为三个等级，从弱到强分别是：

1. 非甾体类抗炎药，如芬必得、阿司匹林等。它们一般用于轻度的疼痛，如月经疼痛、拔牙后疼痛、感冒头痛等。

2. 弱吗啡制剂，如羟考酮等。它们一般用于轻度的癌性疼痛，它们相对吗啡来说副作用较轻，持续镇痛的时间较长，能够长期服用，是癌症病人的首选镇痛药物。

3. 吗啡制剂，如盐酸吗啡注射液、硫酸吗啡缓释片等。这类药物的镇痛效果非常强，但是副作用也明显，一些病人会有比较严重的便秘，需要口服一些排便药物来促进排便。另外对于晚期恶液质期的病人，也要小心药物过量所引起的呼吸抑制。

除此之外，还有一种芬太尼的透皮贴剂，可以贴在皮肤上，通过皮肤来吸收，药效可以维持 3 天。持续疼痛导致难以入睡的病人可以考虑从小剂量开始试用，如果没有明显的恶心、呕吐、眩晕的症状，可以逐渐加量或者更换成较大剂量的剂型。

如果用医生所开具的这些常规镇痛药仍然不能很好地止住疼痛，那么病人家属就该考虑带病人去看一下各大医院的镇痛门诊。这个门诊在各家医院的名字不太一样，有的叫镇痛门诊，有的叫姑息治疗门诊，有的叫康复科门诊。这不重要，你只需要向预诊台的护士表达你要调整止疼药的需求，一般都能找到合适的科室。

03. 压迫和梗阻是需要医生解决的，你需要做好配合

癌症晚期的另一个特点是造成压迫和梗阻，也就是肿瘤或者转移灶不断增大，挤压了正常的结构。如果出现肿瘤压迫，可以咨询医生是否有必要做减瘤手术。癌症晚期切除肿瘤之后病人不会治愈，但是能缓解几个月甚至半年的症状。但是减瘤手术是否必要，切和不切到底哪个更划算，是需要家属和医生商定的，并不是每一种肿瘤都适合减瘤。

另外就是胸水和腹水，很多病人家属都知道，水是越抽越多的，所以很多人会说千万不要抽。肿瘤刺激胸膜、腹膜，导致胸膜、腹膜的血供增强，因此产生了胸水和腹水。如果没有节制地抽排胸水和腹水，这些富含蛋白质的水排掉之后，确实会导致人的血浆蛋白进一步减低，于是向体腔内渗出的液体会继续增多，会出现恶性循环。但是，大量的胸水产生后会挤压肺组织，出现严重的肺不张，导致憋气的症状。如果腹水很多，人的肚皮会鼓成皮球状，胀痛难忍。一味地忍耐对于病人而言也是非常痛苦的事情，所以，如果病人的症状十分严重，还是要到医院去看看，适当给病人放出来一些，会让他们立刻舒服很多。

04. 长期缺氧会让人烦躁，需要家属帮助解决

如果人处于长期缺氧的状态，也会出现烦躁、愤怒的情绪，这有可能是因为缺氧造成的高二氧化碳血症对大脑的刺激引起的。很多家属都忽略了这些症状上的事情，而总是从心理方面去疏导病人，

以为病人只是单纯的心情不好，但实际上并没有解决根本问题。

出现肺转移的病人可以考虑在家中备一个吸氧设备，病人呼吸实在难受的时候吸一吸，这样就无须忙于往返医院了。阴雨天气压低，憋气会加重，也可以提前准备好氧气罐。家里可以备一个小型的血氧测量仪，如果血氧低于90%，或者病人憋气持续加重到夜间无法入睡或经常憋醒的状态，风险还是比较高的，建议到医院就诊，不建议在家里硬扛。

如果病人一直以来的憋气症状都不明显，但是近两三天有了明显的加重，建议去医院排查一下。一方面要考虑是否是肿瘤快速增长，另一方面也要怀疑是否发生了肿瘤阻塞气道或者产生了肺部炎症等，加重了肺功能的损害。

阻塞气道的肿瘤和双肺转移所造成的憋气不同，大气道的肿瘤可能会出现大出血，病人会因为出血造成的呛咳而出现生命危险，但大气道肿瘤是有可能通过气道的内镜手术立刻得到缓解的。

在癌症病人的治疗过程中，经常会面临一个抉择：这件事到底要不要做？

我教大家一个公式：

$$获益 - 风险 - 成本 > 0$$

也就是说，如果一件事情的获益足够大，大过了风险和成本，能让病人延长生命或者减轻痛苦，那么这件事就是值得考虑的；但如果风险过高，成本过大，则不值得考虑：它们的平衡很关键。在做任何抉择时，最好都跟医生商量一下。

我们举个例子。王大爷他有晚期食管癌，现在肿瘤又长大了，导致吃不下饭。医生判断病人的生存期还有半年以上，如果做个手术放置个支架能解除梗阻的问题，手术需要花费两三万元。王大爷一家的选择是——做。病人如果能够改善饮食，还能够获得半年以上的生存时间，而且生活质量更高，不需要每天输液，同时手术的风险极低，并不是一个非常大的手术，成本上也是可控的，综合来说，是值得做的。

我们换一个假设，王大爷问医生能不能做个食管癌切除手术。我们再来重新评估：首先，对了癌症晚期病人来说，做食管癌切除手术基本没有获益——生活质量没有提升，生存时间也不延长；其次，也许要花费 10 万—15 万元，而且食管癌手术的风险对于一个晚期病人来说是极大的，术后出现严重并发症的概率很高。这样评估下来，这个手术自然不值得做。

所以你看，虽然很难明确获益、风险和成本的具体数值，但只要头脑中时刻有这样一个博弈，不单纯被获益拽着鼻子走，就能判断出什么才是对病人及家庭更好的选择。

第二节　为他有效地补充营养，是一门技术活

民以食为天，吃是我们生活当中最重要的组成部分。但是对于病人来说，究竟怎么吃才是最科学的？到底有没有什么禁忌？

我写过一本书叫《癌症病人怎么吃》，不但在国内评价不错，而且还出版了繁体中文版由中国台湾高宝出版社负责台湾地区和东南亚一带的发行。可能有读者会疑惑：一个外科医生为什么要写营养学的内容？

这是因为，我始终觉得我的每一位病人都是活生生的人，他们需要生活，而不仅仅是活着。我们看到的，并不应该只是绿色的手术单盖住之后露出来的那个小小的切口，而是绿色单子下面，那个有求生欲、有家庭、有爱、有故事的人。

所以我们来谈，怎么吃。

01. 生了病三分治七分养，术后饮食怎么吃？

俗话说得好，这得了病啊，是三分治七分养。而这七分里面，就有一大部分是关于手术后"怎么吃"的问题。

我曾经遇到过一位老年男性病人，术后恢复不太顺利，因为营养不良而出现了严重的肺部感染。其实这位病人的手术非常顺利，已经可以吃饭了，每次小大夫过去查房的时候都会问问病人和家属："吃得怎么样？"家属也都回答："吃得挺好的。"这小大夫没有经验，少问了一句话："吃的是什么啊？"

后来经过仔细地询问和调查，发现病人术后确实吃得"挺好"的：每天喝几十根虫草煮的鸡汤，早晚各吃两口燕窝，其他时间就喝一些自己家熬的中药汤，偶尔还吃点黑市上买来的昂贵药草，说是家里亲戚介绍的偏方。知道情况后真把我气得够呛，然后又被病人自己的一句话逗得哭笑不得。病人说："医生啊，我每天都吃不饱，可是我也不敢再提啥要求了，毕竟儿子买这些东西花了老多钱，不吃不也糟践了吗？"

大家能看出这位病人的饮食存在什么问题吗？

我生气并不是因为他"补"得过了，而是他的饮食结构出现了重大错误，吃了这么些乱七八糟的东西，唯独没有吃的就是主食。我对病人说："您这是养病呢？还是修仙呢？靠吃丹药这病能好得了吗？"

我下了一道医嘱，让他那个满脸写着愧疚的儿子严格执行：以后他买的那些补品都不要吃了，每天先吃白米饭，吃窝窝头，就点肉片和咸菜，喝两口粥，吃俩鸡蛋。儿子听了之后有些疑惑，小声问："医生，这营养能够吗？"我还没来得及回他，他爸一下子就吼他了："你是信医生还是信那些朋友圈里乱七八糟的！"

按照我的要求吃，没过一周，病人的营养状态很快就补上来了。这并不是我用了什么昂贵的灵丹妙药，病人吃的就是医院食堂20块钱一天的营养餐，但病人的体重一周就涨了2斤多，这就有比较充分的免疫功能来应对感染了。

我发现，随着互联网的普及，病人是越来越不好管理了。你跟他说一个事情，他有十句网上的传言等着你来辟谣。有的时候，真的不知道网络上那些非医疗工作者写的文章，到底是救人的，还是害人的。因为病人根本没有能力去分辨，哪个是良心的科普，哪个是害人的谣言。就比如说这个术后的营养吧，其实是要分为几个阶段来处理的。

术后1—4天属于第一阶段，这个时期是病人术后最虚弱的时候，主要靠医生来处理营养恢复的问题。术后4—7天，人的消化功能逐渐恢复，开始遵医嘱进行简单的饮食，摄入营养。术后7天以后，如果手术的恢复一切顺利的话，就可以逐步恢复正常饮食了，但这个饮食也是有许多需要额外注意的地方。

如果病人做的是消化道的手术，比如胃部手术、食管手术、肠道手术的话，那么需要注意饮食的恢复要遵循以下几个阶段：饮水—清流食—流食—半流食—逐步正常饮食。如果是肺部手术、甲状腺手术、骨科手术、前列腺手术等不经过消化道的手术，那么直接从流食开始恢复就可以了。咱们一步一步说：

饮水

医生说"可以少量喝水"，说明病人的消化道已经基本恢复，但还不一定完全康复，需要用水来进行一些检验。如果消化道对接得不好，那么饮水之后，病人会出现一定的体温波动，引流管也可能变得浑浊。

所以病人刚开始喝水的时候，要用瓶盖来量，20—30毫升一次即可。如果胃肠道没有不舒服，可以慢慢过渡到小口喝，每次喝100毫升，每天5—6次或者遵医嘱饮水。另外，如果每天都有输液的话，并不需要病人大口喝水。

清流食

所谓清流食，是指限制比较严格的流质膳食，比一般全流质的膳食要更清淡。它要求不用牛奶、豆浆及一切易导致胀气的食品。每餐的数量不宜过多，所供营养非常低，能量及其他营养素均不足，只能在短期内应用，长期应用将导致营养缺乏。

医生说"可以喝一些清流食"，说明病人的胃肠道已经基本恢复了，可以重新进食来逐渐适应被人工改造过的胃肠了，所以清流食的作用很关键。清流食不含渣滓，不产生大便，对病人肠道伤口不会造成不良影响。

这里讲个小故事。我们有位病人，做的是肠道手术。手术做得很好，术后恢复也很顺利。但是病人在本该喝粥的时候嘴馋去吃了个鸭骨架，而且就那么巧，鸭骨头被生吞了下去，直接划破了肠道的缝合口。病人开始持续地发高烧，没办法，只好又重新开了他的肚子，在划破的地方旁边放了引流管，又过了两周的时间，病人的肠道伤口才重新长好。

在术后恢复的开始阶段，医生只能从病人的体温、化验、引流等情况，结合自己的经验来判断肠道的缝合口是不是长好了，所以最开始还是要用最安全的食物来试一试。这么做无论是医生还是病人，都更放心一些。

吃饭不要着急，营养完全可以从输液来给，所以刚开始一定要看着点病人，不能因为他是个病人，就全都顺着他走。不懂的地方，还是要多问问医生。

流食

流食是指食物呈液体状态或在口腔内能溶化为液体，比半流食更易于吞咽和消化。通常的流食有以下几种：

- 各种稠米汤、稀麦片汤、杏仁茶。
- 各种清肉汤、清鸡汤、鱼汤、西红柿汁、藕汁、菜汁等。
- 蛋花汤。
- 红豆汤、绿豆汤。

半流食

半流质饮食介于软食与流食之间，通常比较稀、烂、软，易消化、易咀嚼、含粗纤维少、无强烈刺激，呈半流质状态。比如：

- 各种粥类（白米、豆沙、枣泥），各种软面食（面条、面片、馄饨、发糕等）。
- 含少量烂肉丝的鸡汤、鱼汤等。
- 鸡蛋羹、煮鸡蛋。
- 豆腐、豆腐脑等。

软食

其实就是普通食物了，但以好消化、较为软一些的饭为主。没错，就是要再吃上几天的"软饭"。

一般这个时候，病人已经回到家中了。建议病人同家人一起吃饭，这样不但能促进病人的食欲，也可以让病人感受家庭的温暖，体会家人的爱，更能减轻病人对癌症的恐惧。在食物的处理上，建议家人能将就一下病人的口味，菜品以清淡、软烂为主。肉类蒸炖的时间要稍长一些，便于咀嚼和消化。另外，不宜过多进食不可溶性纤维食物，以可溶性纤维食物为主。各类肉、蛋、奶制品，各种油、海鲜、酒精饮料、软饮料都不含纤维素或含量极低；各种婴幼儿食品的纤维素含量也都比较低。

02. 明天要上手术台，今天怎么吃才合适？

有一天晚上，很晚了我才下手术，肚子饿得咕咕叫，回到病房准备换衣服回去吃口面条就睡了。可刚从手术室走进病房，就闻到病房里有一股诱人的肉味，我以为是哪个小大夫或者小护士偷偷吃零食呢，结果发现，是一位大爷抱着大猪蹄子啃得正香。

大爷看见我有点尴尬，手上嘴上全是油，也不好意思跟我握手，到处找餐巾纸。我一看这不是明天早上第一台手术的那位大爷吗。"您明天早上手术，这都晚上 11 点了您还大吃大喝呢啊？"我有些哭笑不得地"呵斥"着他。他也怪不好意思的，这时候他女儿从旁边温柔地"补刀"说："大夫啊，我爸这不是胆子小嘛，说是明天要做手术都快吓死了，非跟我们说要好好吃一顿，吃饱了好上路……"

"我说大爷啊，咱们手术都是很安全的，您着急走我还不让您走呢！这是做手术，又不是上刑场！等您好了，我们社会还需要您发挥余热呢。您明天早上第一台手术，10 点之后就得不吃不喝，您不但吃喝，还吃这么油腻？赶紧别吃了，给……给你姑娘吃吧！"

手术前的饮食注意

手术前一天，一定要注意清淡饮食，以好消化的流食或半流食为主。

手术当中因为麻醉的作用，人体的肠道会处于暂时"休眠"的状态，手术完两三天之后才会慢慢重新启动，这几天会出现不排气、不排便的现象。所以医生希望肠道里尽可能地干净一些，少一些"存货"，否则人体会因为排便不畅出现腹胀、腹痛的症状。

病人因为过于紧张不吃饭也是万万不可的，这样有可能会导致一些病人在手术当天出现低血糖等症状，更加影响手术的成功进行。因此在饮食的总量上以吃七成饱为宜。可以吃一些八宝粥、小米粥、清汤面等，如果病人胃口不好，或者紧张焦虑，可以混入少量的剁得比较碎的海参、鸡肉来提味。

另外，案例中的大爷做得最不正确的一点，就是晚上吃得太晚了。那么，我们为什么要求病人手术前一晚过 10 点之后就不吃不喝呢？这主要是麻醉的需要。

术前禁食与麻醉相关

麻醉是安全系数很高的技术，能让病人在手术当中没有任何痛苦，睡一觉手术就做好了。但是麻醉也存在着风险。麻醉的过程非常像飞机起飞的过程——在飞行途中没有太多问题，但是起飞和降落的过程却危机四伏。

在病人入睡和苏醒的时候，都会出现意识和行动不协调的状态。简单地说，就是要么意识醒了，但是肌肉还没有力量；要么肌肉开始随意活动了，但是意识还不能够控制肌肉。无论出现哪一种，都可能会带来麻烦。最可怕的事情就是病人开始出现呕吐反应，但是自己又不会关闭声门（气道的入口），这个时候食物就会从食管被呕吐出来，然后立马就从隔壁的声门进入气道里。正常人如果碰到气管呛进了东西会怎么做？会咳嗽对不对？但是麻醉的人不会咳嗽了，所以食物以及强酸的胃液就积存在肺里，会造成气管和肺泡严重的腐蚀，导致严重的肺部炎症和肺部感染，这是很要命的。

因此，我们希望病人手术前禁食，就是担心食物反流，毕竟胃里没有食物，就吐不出来东西了，那么手术的"起飞"和"降落"都会安全得多。

术前严禁喝酒并且不要进补

手术当天最好不要吃任何补品，就算要吃，等手术后再蜻蜓点水地去吃就好，手术前最不缺的就是这些成分不明确的产品。除此之外，很多中药对肝肾的负担很大，因此，在手术前服用中药，可能会影响麻醉药物的代谢。这就和手术前不让病人喝酒是一个道理。

我遇到过在做手术的过程当中，本来已经麻醉好的病人总是对疼痛反应很敏感，刀一划就动一下。小麻醉师很紧张地和我说："老师，真是抱歉，我马上给药。奇怪，明明药已经给得很足了。"我问了下旁边的医生，这个人是不是天天喝酒？医生肯定地点了点头。

长期喝酒的人，肝脏代谢麻醉药物的能力非常强，所以药物刚进去很快就被代谢干净了，也就是说麻醉药物对这类病人作用会弱一些。中药则是有可能会抢占肝脏的代谢能力，让肝脏只有一部分去代谢麻醉药物，这样就会导致麻醉药物代谢的时间延长，病人在手术结束后本该苏醒的时候迟迟不醒，或者醒来之后意识和肌肉力量仍恢复不达标。

我不反对大家吃中药，但是手术前还是简单一点吧。

化疗吃不下东西怎么办？

在化疗的过程当中，无论是因为食管的梗阻、消化不良导致的腹胀，还是单纯由于化疗所造成的厌食和呕吐，都会造成病人进食困难。

在人不想"吃"东西的时候，往往喜欢用"喝"东西来替代，这个时候咸口的清淡食物，或者色泽鲜美的液体食物就成了首选，如挂面、粥、水果泥等。但是病人家属有时候忙于工作，又没有大厨的技艺，怎么才能让病人在胃口不济的时候也能美美地吃好呢？

肠内营养液是一个很好的选择。在化疗刚刚结束的两三天内，是人消化道反应最重的时候，胃黏膜大量脱落坏死，新的胃黏膜还没有长出来，这个时候胃黏膜的神经末梢会失去保护，非常敏感，碰到坚硬的食物就会非常"抵触"，并且向大脑发出指令，别吃了。同时，化疗药还会造成人的呕吐中枢异常兴奋，让人不可控制地呕吐，进一步造成胃黏膜的损伤。因此这个时候病人可能很难吃得下蔬菜、牛肉这些需要很用力消化的食物，只能用粥和面来替代。但是实际上，一勺肠内营养液（如"安素"）的营养物质，也许是你吃上几大碗粥都远远比不了的。肠内营养液的口味不完全相同，可以选择一款病人最喜欢的口味，用病人喜爱的果汁或者牛奶冲服即可。

1. 吃不下，搅拌机来帮忙

肠内营养液的配比再均衡，能量再大，营养素的成分再全面，也不能完全替代食物。在化疗呕吐反应最重的两三天可以用肠内营养液来替代，但并不是说人在化疗期间可以把营养液当饭吃。更何况，营养液的味道也不太好，哪里有饭菜香啊。

病人吃不下硬物的时候，家属可以用搅拌机把食物打成糜状，这样喝下去，既可以作为加餐，也可以人为地帮助病人减少胃的压力。

2. 有什么提高食欲的神药吗?

（1）饮食习惯不宜改动过大

绝大多数的病人在手术后会出现饮食习惯的巨大改变，不但要清淡，而且还要戒烟戒酒戒辛辣，这就导致很多病人因为原本重口的饮食转变成了"佛系餐饮"，变得不那么爱吃饭。如果病人明确反映是因为这个原因吃不下，那么家属可以不要把标准卡得那么严格。

（2）开胃食物

在病人没有胃口的时候，可以适当用一些病人比较喜爱的食物来开胃，例如带酸味的食物。

美国癌症中心非常细心地注意到了味觉改变的问题，有些病人会对金属的盘子和餐具产生奇怪的嗅觉和味觉，因此可以更换为塑料的餐具。另外可以为病人准备一些口香糖放在口袋里，来去除口腔中可能出现的一些不愉快的味道。

如果有舌苔厚、进食后腹胀等症状也可以补充 B 族维生素、消化酶等非处方药。

（3）甲地孕酮

有些朋友会问："咦，这不是避孕药么？我一个老爷们吃避孕药不是笑话么？"没错，就是避孕药，但是这个避孕药还有个非常重要的副作用，就是增加食欲。在确定了病人的食欲不振不是由于胃肠道梗阻引起的情况下，如果病人的食欲持续低迷，可以适当用一些药物来刺激食欲。但是长期服用甲地孕酮也会出现一些副作用，一定要在医生的指导下使用。

（4）中医

如果长期食欲差，也可以适当用一些中医的方法，如方剂、针灸、按摩等来改善食欲，但是一定要记得避开化疗用药的时间。

03. 肿瘤病人，饮食有哪些禁忌？

"手术后伤了元气，所以要大补。"

"老人说了，发物万万不能吃的！"

这两种说法您是不是都听过？是不是感觉特别可信？但元气指的是什么？发物又指的是什么？要不要补元气，避发物呢？"元气大伤"说的是术后的虚弱，而"发物"常指的是鸡、羊、海鲜、辣椒等一些容易诱发某些疾病（尤其是旧病宿疾）或加重已发疾病的食物。

咱们先说"元气"。术后的病人日常消耗量与正常人一样，甚至因为伤口恢复的缘故，需要更多的营养，包括蛋白质、脂肪、碳水化合物（糖类）、微生物和矿物质、水、纤维素等。但这些物质我们必须进补才能获得么？不是。人体所需营养的来源多数是通过日常的天然食物获得，与其让病人吃各种各样的补品、神药、偏方，真不如想办法提高病人的胃口，通过正常食补获取身体恢复必要的营养。并且，食物带给我们的享受和感官刺激是各类补品不能替代的。

那亲朋好友好意送来的各类补品该怎么处理？建议大家先看看

补品的主要成分及功能，根据病人情况判断是否需要进补。例如，病房里常能看到病人亲朋送的蛋白质粉，如果病人已经能从食物当中获取适量的蛋白质，那就完全没有必要继续补充蛋白粉。摄入过多蛋白质会增加肝、肾的负担。根据权威文献报导：最高蛋白质摄入量是每千克体重 1.5 克，如果超过这个量，就有可能损害人体健康。

不少病人及家属都坚持"不吃发物"。过去，有些老郎中把诸如羊肉、胡椒、海鲜类的食物称为"发物"，并且按照"发热"还是"发风"等做了更细致的划分，把不少富于营养的食物都叫做发物。但是这种发物真的会影响肿瘤吗？肿瘤是环境和基因共同作用下的产物。目前科学家已经发现非常多的致癌物质，世界卫生组织也根据证据级别把它们划分为 I 类致癌物（确切证据,如槟榔、发霉花生）和 II 类致癌物（证据不明确,如烧烤食物）等，这些才是科学家们在细胞、生物以及人体内都证实了的。我们老祖宗的这些所谓的"发物"，都是营养丰富的食品，并没有发现其中任何成分有致癌的神奇功效。

但我理解病人和家属，为了肿瘤不复发，大家都希望做一些力所能及的事情。有时病人希望从医生这里得到答案，但大部分医生都可能会非常不耐烦地说："没有发物这一说！"然后便把病人打发走了。医生是从科学的角度来看待这个问题，病人如果觉得吃了所谓"发物"会产生很坏的心理暗示，也可以少吃或者换着品种吃，前提是营养能保证。

04. 有没有食物能够提高免疫力？

现在有不少药物和保健品，打着增强免疫力的旗号，用一些英文单词和"美国进口"来哄骗中老年人和那些为了自己父母不惜一切代价的孝顺儿女，这些药品还都十分昂贵，也刚巧抓住了家属"不求最好，但求最贵"的心理。

首先，我们来看看有没有正经的药可以提高免疫力。有，而且我们临床当中正在使用。因为科学家发现，如果在手术前后的营养液里面添加一些成分，改造成"免疫增强型"肠内营养液的话，对于减少术后的感染和并发症率有很大的帮助。那么科学家是怎么改善的呢？是在营养液里面添加谷氨酰胺、ω-3多不饱和脂肪酸、精氨酸等成分。

谷氨酰胺能够防止长期不进食情况下的肠黏膜萎缩，保持肠黏膜的屏障完整，让肠道内的细菌不能在炎症的时候进入血管。

ω-3多不饱和脂肪酸是一个神器，也是我们所谓的深海鱼油最喜欢标榜的成分。它的作用就厉害了，简单说，它像一个润滑油，涂抹在我们的血管和组织液当中。手术开始后，人体的炎症反应会非常重，所有的细胞似乎都在报警说："大事不好啦！快戒备！"这种戒备虽然是好的，能够让人体紧张起来，不要懒惰，但是过度的炎症反应对于人体自身也是一种损害。这个时候，ω-3多不饱和脂肪酸可以让我们的炎症反应更温和一些，既能发挥作用，又不会产生过多的不良影响。

但是这并不是说，我们手术前使劲喝深海鱼油、吃深海鱼就能抵抗炎症了。这些东西虽然都能发挥作用，但是本质上，营养本身发挥的作用才是基石，这些只是锦上添花而已。

在手术之前，哪些病人需要"提高免疫力"呢？其实提高免疫力是一个非常响亮的广告词，但并不是所有病人都必须提高，最好由医生进行营养评估，看病人是重度营养不良，还是营养良好。如果营养良好，那么手术前保持积极乐观的心态，好好吃饭就可以。别因为担心害怕，导致茶饭不思体重骤减就好。

如果能经口进食的话，多吃一点饭肯定是再好不过的了。如果没有明确的肝肾衰竭，也可以口服一些免疫加强型的营养液。如果是食道癌或者存在消化道梗阻的病人，可以用静脉输液来增强营养。当然，懂一点医的人都明白，只要能够经口进食，口服的营养液一定比输液的效果要好。

总有病人家属会缠着问我："医生，您就跟我说有什么好东西，我给老太太买点，也算尽个孝心吧！"我虽然很无奈，但也被病人家属的诚意打动，我对他们说，如果手术前一定要补点什么的话，那么随便买一些深海鱼油吃一吃也无妨。但是对于保健品，我还是那个观点：我不认为它有多大用，但是如果能安家属的心，又没有明显副作用的话，那么给病人少吃一些，让病人感受到关怀和心意就好，不要勉强，也不需要破费。

建议在手术前多吃蔬菜和水果。水果中含有大量维生素 C，可以在一定程度上降低毛细血管的通透性，减少出血，促进组织再生及伤口愈合，也可以减少感染的发生。当年哥伦布的水手之所以在海上得坏血病，并不是他们认为的海神的诅咒，而是缺乏维生素 C，多吃水果就可以很轻松地减少这种疾病的发生。

绿叶蔬菜当中含有大量的维生素 K，它参与了人体的凝血过程，适当的补充能够帮助人体促进凝血，减少出血。此外，B 族维生素缺乏时，会引起代谢障碍，伤口愈合和耐受力均受到影响。维生素 A 可促进组织再生，加速伤口愈合。

简单一句话，只需要让病人把吃保健品的力气用来吃点水果和蔬菜就可以了。

这不仅适用于病人，也适合健康人群。很多时候家属担心病人免疫力不足，又不知道能做什么。事实上，只要配合好医生就足够了。免疫力不是一朝一夕可以提高的，调整心态、健康饮食、积极运动才能真正地加满油，让病人能够勇敢地和医生一起去面对人生中这一道严峻的关卡。

第三节　想带病人出去玩，又担心身体
承受不住，怎么办?

　　曾经有个读者朋友给我留了个言，说他妈妈得了宫颈癌，手术完了正在接受化疗和放疗。妈妈年轻的时候下放到云南过，治疗期间经常念叨想回去看看，他也经常看到妈妈晚上的时候偷偷翻以前的老照片，所以特别想满足妈妈的这个愿望。

　　我很忙，平时很少回互联网的私信，但那时我洋洋洒洒写了一大篇回给他。时隔一个多月，我突然收到了一条私信，是来自他的。他附了一张照片，照片上是他和妈妈两个人的背影。妈妈戴着漂亮的丝巾，而他戴着一顶鸭舌帽，两个人在洱海边向远方眺望。他说："感谢您的建议，我终于说服了妈妈和家里人，带她去了一趟云南！云南太美了！而且妈妈的复查结果也一切顺利，再次谢谢您！"

　　出去走走是很多癌症病人希望做的事情，可几乎所有癌症病人的家属都是第一次在人生中碰到这么大的问题，崩溃还来不及呢，

怎么可能有余力和心情带病人出去玩，万一在途中出了什么情况该怎么办？在完美的结局和平稳之间，很多人选择了后者。但也有一些家属给我留言说，人生最遗憾的就是在父亲得病的初期没带他出去走走，后来就再也没有机会了。

也许知道了一些疾病的基本知识，你就能获得比较完美的结局。

01. 有哪些顾虑完全没有必要？

大部分病人家属在家人患癌之后碰到的第一个疑问就是，到底能不能坐飞机和火车？答案当然是——可以。不仅患癌之后可以，哪怕你刚刚手术结束，只要医生认为病情平稳可以出院，都是可以坐的。你唯一需要注意的是避免长时间的旅程，癌症病人偶尔会伴有血液的高凝状态，也就是更容易因为凝血造成下肢血栓，进而产生肺栓塞。建议在火车上坐 1 个小时左右就起来活动活动腿脚。

另外一个顾虑是怕病人在外地碰到什么情况没法处理。其实，癌症是一个非常漫长的过程。你想啊，在发现癌症之前，也许已经不止两三年了，知道了疾病的存在后你很担心，不知道时还不是心大得很？判断病人能不能出门的标准是病人病情是否平稳。病人现在正在间断地呕血、便血，当然是不能到处乱跑的，但是如果病人经过治疗——刚刚做完手术或者刚刚做好巩固的化疗——之后非常稳定，这当然不影响一家人出去松快松快。

除此之外，还有些人担心外地的医疗条件不能满足治疗需求。即使你是在化疗期间，如果在外地发生了白细胞低或者贫血需要输血的情况，你都可以在国内任何一个大城市进行紧急救治，无论是基本的药品还是输血，各个城市都绝对能够保障。

02. 你最应该顾虑什么？

如果近期有不明原因的头痛，或者是脑核磁已经确诊了脑转移，建议不要出游。病人的脑内如果埋藏着隐患，一旦出问题，就有可能让所有人异常狼狈。如果近期体重明显下降，提示营养不良、免疫功能低下，也建议不要出游。如果近期有越来越严重的呼吸困难，可能会因环境改变诱发肺炎，加重呼吸困难。这类病人尽量不要去高海拔地区，避免产生难以预测的高原肺水肿，加重原有的呼吸困难。

建议第一次出游选择国内，主要的考虑并不是行程的长短，而是医疗救治和费用报销是否便利。毕竟现在去日本并不比穿越中国需要的时间更久，但是国外进行一次救治可能成本高昂到难以想象。

另外，酒店和机票最好都订可改签的类型，如果出现发热、憋气、严重乏力等症状，最好立刻返程。这一点我最有发言权，那也是血泪的教训。我和老婆已经订好了去欧洲的旅行，当时想着不可能会有变数，结果在出发前突然发现老婆怀了小宝宝。我们的欧洲行设得还十分"暴力"，各种开车赶路，行程订得十分紧张。为了宝宝的安全着想，我们两个人一致决定不去了，结果白扔了好多银子，直到现在想起来还是痛啊。对癌症病人来说，一切变数皆有可能，因此在制定行程的时候，一定要做 B 计划好让自己能够挽回一些损失。

出游时，在饮食方面要选择易消化、洁净的食物，这比当地特色更重要，否则容易在白细胞减低的时候造成严重的感染。癌症病人尽量不要吃生冷未加工的食物，里面的细菌或者寄生虫可能会造成意想不到的麻烦。

03. 什么时候最应该去？

我的想法是，一定要在治疗方案确定之后，第一时间确定病人是不是有这种需求。但是，在询问的时候一定要注意策略，可千万不要问："妈，你还有没有什么想去的地方……"本来病人还没有觉得自己的病很重，你这样一问马上觉得自己就不行了。不妨在聊天当中聊到某个地方的时候提出："要不我们全家一起去 ××× 玩一玩怎么样？"病人同意之后，就可以找医生去交流最佳的出游时机了。

我经常对病人家属说："现在刚做完手术，目前是肺癌的中期，后面可能需要进行一下补充的化疗和放疗，这中间还有 1 个月的时间，伤口拆线也不着急，你们可以出去玩 2 周。化疗要 4 个周期，也就是 3 个月的时间，3 个月后开春了，你们也可以再出去。这 3 个月内呢，短期的旅行是可以的，但是去的地方最好离大城市不要太远，这样如果白细胞低的话可以去当地的医院打一针升白针，这个不是什么新鲜的药品，哪里都有，提前确认好就可以了。"

当然，出行安排在刚刚做完复查后最好。复查确认白细胞、血小板、肝功能都在正常范围内，影像学也没有提示有新的病灶出现，正是病人心情最放松的时候，出行的心情是最好的。另外，每一次复查，病人的心情都是非常紧张且难熬的，所以不妨用旅行计划来激励病人，让病人觉得复查完了还有盼头。更重要的是，让病人参与到出行的计划安排中来，能够一定程度分散病人对复查的焦虑。

至于癌症晚期的病人，如果愿意的话，可以找到一个安静的地方养老。无论如何，不要总抱有不切实际的幻想。"等他身体再好一点再出去"经常是一句无法兑现的空话，最好不要放过任何一个好机会，因为这一次，很可能就是最后一次。

第四节　手把手教你一些陪护技术

"妈妈生病的时候，好气自己当时学的不是护士。"

我不止听到过一个女孩这样自怨自艾。在家人生病的时候，家属恨不得变成一个专业的小护士，会打针，会输液，这样就可以让妈妈在家里吃着西瓜，吹着空调，不必去急诊排队，在弥漫着令人作呕气味的空气当中忍耐着输一天液。

丈母娘生病的时候，我就成为了这样一个"小护士"。我输液、打针的能力比经过专业训练的护士还是要弱上很多，而且碍于家庭还是没有医院的治疗安全，所以我也只是在一些简单的项目上帮了些小忙。但即使是这样，已经比大部分的家属强上太多。只要能让病人少跑一次医院，少受一次医院职工的"冷漠脸"，我就明显能够感受到她的愉悦。

其实在民国初期，"医院"还是一个舶来品。那个时候医疗的主要阵地不是医院，而是家庭。郎中上门把脉下诊断，开药方，收取一定的诊金，而病患可以根据药方去任何一家药房购药熬药。但现在，这样的就诊制度就不可思议了。医疗的过程离不开诊断仪器的辅助，离不开配液和医疗器械的辅助，导致医生和护士在家庭中完成诊疗越来越难。

但即使是这样，在陪伴癌症病人就诊的过程中，有心的病人家属仍然能够找到自己的位置。

我曾在消化道肿瘤外科轮转，有两位女病人给我留下了深刻的印象。她俩同屋，得的都是直肠癌，都需要进行造口手术（由于肿瘤侵犯的位置与肛门太近，导致需要切除肛门，并且在肚皮上造一个出口，以后就从肚皮上排便到一个袋子里）。

手术都很顺利，但是手术后一个月，其中一位病人李阿姨就回来治疗了，因为肚皮上的造瘘口感染很严重。李阿姨的表情十分痛苦，儿子在一旁也是满脸怒容，抱着胳膊对护士长指手画脚，表示着对医院的不满。正在这个时候，同屋的那位张阿姨也带着女儿来复查了。张阿姨搂着女儿，气色非常好，满脸洋溢着幸福的笑容。可以看出他们两家关系不错，能聊到一起去。护士正在清理李阿姨的造瘘口，那位女儿过去看了看，皱起了眉头。

"这个也肿得太厉害了，大哥你是不是造瘘袋剪得不对？你剪的口子一定不能太大，这样大便就沾到皮肤上了。"

"大哥你下次就剪一个特别特别合适的，然后别用，就当个模子，以后所有的造瘘口就按那个模子剪，肯定特别合适。"

"哦对，我还找朋友从日本带回来一个抗感染的膏，我妈妈抹上说挺舒服，我这还有一点，你先拿去给李阿姨试试，要是她也觉得好使我发你个链接哦。"

李阿姨的儿子听得一愣一愣的。他大概这个时候才明白，医疗效果不好，家人受苦，很多时候并不是医生和护士的缘故。家人照顾时是用心还是不用心，差别真的很大，每一个细节都会影响病人每天的疼痛、睡眠，以及心情。不要因为家人的失误和粗心，人为地增加病人不必要的痛苦。

01. 临终关怀到底该不该去医院？

临终关怀在中国接受度还算高，但很多家庭都面临一个难题，就是临终关怀去哪儿解决。大多数人还是会觉得，人在家里离去是最舒适体面的，在一家子的陪伴当中结束美好的一生，是一个圆满的结束。而另一部分有过亲身经历的人会觉得这个想法太天真。你们不知道人在临终的时候有多少事情需要在医院解决，要么大小便失禁，要么尿不出来便不出来；或者隔三岔五就要抽个积液不然胀痛难忍；这些问题的解决都需要跑医院。

这两种场景都存在，它一方面与家庭中谁来照顾病人息息相关。这个照顾者工作与否，照顾时是心甘情愿还是不得不为之，结果都很不同。另一方面，不同的癌症，晚期的症状不同，导致病人对医院的需要也不尽相同。

总体来说，中国在晚期癌症的姑息治疗医疗机构的建设方面是相对缺失的。首先，在中国目前医疗的营利体系当中，康养项目是相对"不挣钱"的，同样的床位收治给癌症手术和化疗的利润远超过在这里养病的利润；另一方面，病人和家庭对于康养花费的预期也是相对低的，与其一个月几万块在医院养病，不如雇一个金牌阿姨在家悉心照顾。因此，要像美国、日本一样进行比较体面又高质量的医养，短期内还是很难实现的。这也就是为什么很难见到在三甲医院养病的晚期癌症病人。

所以我从两方面给予建议：一是什么时候要去医院，二是去什么类型的医院。

02. 什么时候要去医院？

不少病人家属坚持让病人在家养病，这我是非常支持的。家庭是中国文化当中非常重要的组成部分，即使是晚期病人，通常还会有半年、一年甚至更长的生存期。他们可能在某些方面有些症状，但是并不意味着他们的生活不能自理，还有相当多的癌症晚期病人能够进行简单的家务，甚至帮助儿女带孩子。

癌症晚期病人通常会有一些需要医院处理的事情，例如开药、穿刺引流、输液（乳腺癌骨转移每个月需要进行双磷酸盐的输注等），这些流程跑过一次之后就熟悉了，只需要安排好时间陪病人以一个月一次的频率定期去医院解决就好，不需要住在医院。离开医院的时候，问清楚在未来发生怎样的情况应该来，在家庭当中可能会出现哪些风险，有哪些注意事项，都清楚了就放心地带病人回家。

当临近生命尾声的时候，病人的症状会变得越来越严重，去医院的频次也会增加。我记得有位老人需要定期进行穿刺引流。那次我成功引流出 400 毫升的液体，老人的呼吸一下子得到了缓解。我给老人放置了一根管子，希望老人在医院住几天院，等液体排多一些再回家。但是家属却非常主动地表达了想要学习的想法，她一下子就学会了如何放液体，也知道了每次不能超过 600 毫升这些注意事项，我很放心地就让她带着老父亲回家了。

有的时候病人胃口不好，排便不好，可以去家附近的医院输液，只要流程走顺了，以后就可以长期在这家医院解决营养问题，问题解决了就可以回家了。

最近我越来越喜欢把医院当做一个实施医疗操作的空间场所，而病人家属越来越主动地参与和付出，会让病人越来越觉得医院只是像卫生间一样解决问题的场所。病人的生活重点在家庭之中，参与家庭事务的决策、完成未竟的梦想才是更重要的事，而不是按时间完成化疗、输液、挂号、开药的无限循环。

我们都希望老人的临终时间表是一份关于梦想的时刻表，而不是一份治疗计划的安排表，医疗应该是过好一生最后一段时光的手段，而不是目的。

03. 去什么类型的医院？

我刚刚说过，目前国内大多数三甲医院是负责"治病"的，很难承载"养病"的任务，但在疾病的最后一个月，大多数病人会出现严重的呼吸困难、排尿便困难或者难以忍受的痛苦，而这个时候频繁往返于医院和家中对于家属来说是不小的负担，所以如果这时候病人能够稳定地在一家医院养病，对家属来说会更加放心。

既然三甲医院不行，那么可以找附近的二甲医院或者社区医院来达成愿望。除了价格因素外，只需要关注这家医院有没有最基本的输液、吸氧、抽血、镇痛药等治疗就可以了。

随着法律和监管的健全，个人认为这些基本的医疗需求在未来会得到更好地解决，会有一大批互联网机构和康养机构出现，满足老龄化社会的需求，到那个时候，大多数病人就可以在家、在社区内解决看病和康养问题，不需要像现在这样，即使到了医院也不知道到底该找谁来解决自己的麻烦。

04. 家人需频繁输营养液怎么办？

即便是在家庭医生遍地的西方，输液也不能在家里完成。如果你觉得输液操作很简单，是因为你没有遇到过危险情况，或者不了解其中有哪些关键门道。

很多病人家属看护士输液觉得挺简单，所以想着能不能在家自己给病人输液。那么我今天要泼点冷水，告诉你什么能做，什么不能做。

医院不允许病人回家输液，是因为输液看似简单，却有一些潜在的风险。我举个特别有意思的例子。在输营养液的时候，液体的配置必须要用仪器精确测量，比如有糖尿病的病人，营养液里必须要添加胰岛素（正常人也可以加一些胰岛素来避免过高的血糖）。

护士加胰岛素时要用最细的针管推入规定的剂量，如果病人家属搞错了单位，一下子推入 1 毫升，那是要出大问题的。即使胰岛素的剂量是正确的，也可能发生胰岛素贴壁效应（胰岛素挂在输液袋的壁上），导致开始输注的液体里胰岛素太少而最后输注的液体里胰岛素含量又太高，短时间输入的胰岛素浓度过高会导致严重的低血糖昏迷，需要专业医护人员在旁观察，及时处理。

要是真的嫌每天去医院麻烦，可以开具药品、注射证明，写明用法用量，在家附近找一家社区医院输液。大部分社区医院的医生和护士是有资格进行输液操作的，可以事先问一下。如果你打算从医院开药带回社区医院注射，离开医院前要问医生两个问题：这些药品都包含什么？保存方面有什么特殊注意事项？这是因为，有些注射药物需要冷藏或避光保存，否则会变质或分解。

委托社区医院输液，如果输注一段时间后没有什么明显的不舒适的感觉，在得到社区医院的医护人员的允许后，就可以带着液体袋和病人一起走回家。液体袋的高度要比输液点（一般是手臂）高 1 米以上，如果达不到这个高度容易导致输液速度减慢或者回血。到家后只需要在输液结束后把针拔出来。拔针操作是整个输液过程中最简单的一个操作，拔下针后第一时间用棉签或者棉球按住针点防止出血即可。这个操作相对比较简单，也没有什么风险。

有一点还是需要提醒一下，输液的速度和输液量里也埋着一颗雷。在一家三甲医院的急诊室里就发生了这样一件事。一位病人因为肺炎到这家医院的急诊输液，连续输液 1 周后，病人在输液时心跳骤停，没能抢救过来。医院追查死亡原因，发现由于病人的营养状态不佳，除了抗生素之外还给病人输注了不少营养液。但因为是急诊，所以每天当班的医生都不一样，这样就导致对病人缺乏整体的判断。病人每天输注大量的液体，但是排尿量比较少，导致血管里的液体越来越多，最终心力衰竭猝死。所以也给朋友们提个醒，输液总体来说是一件比较危险的事情，任何一个细节，包括输液量过大、输液速度过快都有可能造成严重的后果。

最后要提醒的是，如果家里有孩子，从医院带回的输液用药品（例如靶向药、注射剂等）务必放在类似保险柜这样的地方，绝对不能让孩子有机会接触到。很多药物都对孩子有剧毒，并且会造成不可挽回的损失。

05. 即使到走的那一天，也要保持干净

有一件事对病人家属来说是很重要的，因为这件事情如果做得不好，会导致病人的生命提前终结，或者在临终的时间里增加难以忍受的痛苦，那就是病人的个人卫生问题。我希望每个病人都走得漂漂亮亮的，即使到了人生的尽头，也要每天都干干净净的才好。

预防肺部感染

最好早晨起来可以陪伴病人走一走，动一动。不需要强度很大的体育锻炼，只需要动起来促进排痰即可。很多宫颈癌、卵巢癌、胃癌病人不是因为癌症本身出问题，而是因为一直病恹恹地躺在床上，造成咳痰无力或不及时，引起肺部感染。

大多数正常人所患的感冒叫做上呼吸道感染，也就是支气管以上的鼻咽部、喉部的症状，如咳嗽、流鼻涕等，但是如果感染没有及时控制或者出现了免疫的缺陷，就会进一步发展为下呼吸道感染，也就是所谓的肺炎。肺炎可大可小，很多病人离世的直接原因就是突然爆发了一场难以治愈的肺炎，造成身体机能大面积下滑，进而引起心脏、肾脏以及其他脏器功能的衰竭，最终导致死亡。

私处的护理

很多人会忽视病人的尿便护理，而病人因为不好意思，有不舒服也不会告知。在我们的临床观察当中发现，有很多癌症病人会出现尿便的障碍，造成会阴部发生感染。女性由于尿道更直更短，因此更容易发生泌尿系统的感染，出现尿频尿急尿痛的症状。假设这种情况发生了，除了增加饮水和排尿之外，也可以到医院的泌尿外科就诊，看情况决定是否需要使用抗生素。

褥疮

也叫做压疮。晚期癌症病人大都骨瘦如柴，因为皮肤下面少了脂肪组织的缓冲，长期卧床的话，身体与床褥接触的部位因为压力、摩擦等原因会造成损伤，无法修复，从而出现压疮。压疮不但痛，还会瘙痒，同时合并感染的话，会引起严重的后果。所以如果病人长期躺在床上，一定要注意床褥要铺得柔软一些，并且勤换洗。

伤口

晚期癌症病人是非常脆弱的一群人。他们经常会因为肿瘤的消耗出现低蛋白血症，蛋白水平下降意味着免疫球蛋白相对缺乏。在这种状态下，人抵御外来细菌及病毒感染的能力就会大大下降。偏偏癌症病人会因为治疗时的一些操作，导致身上有很多创口，这些创口部位更容易发生感染。

无论是注射器、输液、静脉导管，还是穿刺引流的创口，都需要好好保护。好好保护不是指买很昂贵的药膏涂抹，也不是用碘酒和酒精去擦拭，而是指保持伤口干燥，干燥本身就是对于伤口最好的保护。贴在伤口处的纱布，作用大多数也并不是隔绝空气，而是吸干伤口周围的水分和渗出物而已。

因为洗澡或者洗手弄湿了伤口，要尽快擦干。如果长期放置PICC（中心静脉导管），在洗澡的时候要注意局部多贴一些塑料薄膜来减少感染的发生，并且按照护士的要求定期更换贴膜。

口腔

口腔的洁净也是非常重要的一环，良好的口腔卫生不止能降低口腔内感染以及肺部感染的风险，还能够让病人有很舒适的感觉和良好的味觉，这样才有可能保持良好的食欲和心情，对于这个时候的病人来说也是很重要的。

第五节　死亡也是一门需要提前预习的功课

我看过一个在线的直播，直播的主题是"拥抱死亡"。整整一个小时我都是皱着眉头看过去的，因为我实在无法从主讲人沉重得像哀悼词的话语当中感受到一丝丝的安慰。即使我把自己换位成一位癌症晚期病人，我也没有受到任何鼓舞和心灵慰藉。

"不要恐惧死亡，死亡是我们每个人必经的道路。"

"中国缺乏死亡教育，所以我们听到死亡才会措手不及。"

"学会道别，道谢，道歉，给他最真诚的拥抱。"

你自己没死过，凭什么让别人拥抱死亡？

你没死过，你有什么资格让癌症病人不要怕？

这种宣讲不知道是从什么时候开始的，他们把死亡变得"高、大、上"，根本没有意识到，癌症病人，特别是晚期病人，他们不接受自己的死亡，抑郁、愤怒、焦虑、恐惧，全都是人类最正常的反应。医生和病人家属需要做的，是尊重病人本人的意愿，去帮助他们顺利地走完这个过程，从相对不积极、不健康的情绪，逐渐进入相对缓和、能自洽的状态当中，避免走入极端状态，例如非理性地拒绝治疗、仇视家人，甚至自杀。

网络上出现过一些抗癌"励志明星"，他们通过各种诙谐、生动、有趣的故事，积极传递自己抗癌过程的快乐，让网友们既觉得心疼，又觉得受到鼓舞。但实际上只有极少数的年轻人（也许0.001%）愿意和大家分享自己消化过的、披上快乐外衣的苦痛，而不是传达内心的无助和恐惧。其他99.999%的人是做不到的，当然也不必做到，他们只需要能平和地接受坏消息、与苦痛的人生和解就好。

所以，你不应当觉得，你的老父亲没有像抖音里的癌症病人一样笑得爽朗，也没有像新闻当中的抗癌明星一样去爬珠穆朗玛峰，而是经常在家发脾气，都是因为他"太不乐观了"。换你，未必会做得更好。咱们既然没有死过，就不要让癌症病人"别怕死"，好吗？

01. 要想理解老年病人，先要理解老人

我们探讨最多的总是老年病人，这是因为肿瘤在老年中最多发。要想理解老年病人，首先你要理解老人。

阿图·葛文德有一本叫《最好的告别》，讲述了在美国医疗和养老体系下老年人对于养老院的恐惧和排斥。美国人没有中国人这种在家养老的情结，养老院是绝大多数老年人的去处。当老人失去独居的能力时，子女势必会将老人安排到养老院。大多数子女认为，老年人最好的生活莫过于找一家条件非常好的养老院，在里面

有护理师照顾起居，还有同样的老年人一起玩乐。然而，事实正相反，我能感受到书中扑面而来的那种老人的绝望。老年人并不认为衣来伸手、饭来张口就是最好的生活，他认为最好的生活是能自己上厕所。

《最好的告别》里讲了一个有趣的故事。1991 年，在纽约州北部的小镇新柏林，一位名叫比尔·托马斯的年轻医生做了一个实验。当时他 31 岁，结束家庭医学住院医师的培训还不到 2 年，刚刚接任大通疗养院医疗主任一职。这所疗养院收住了 80 位严重失能的老人，一半老人身体残障，80% 的老人患阿尔茨海默病或者其他类型的认知障碍。

托马斯是个很有想法的年轻人，他不满足于循规蹈矩做好自己的分内之事，而是用 2 条狗、4 只猫、100 只鸟发起了一场"革命"。他说，他的目标是抗击疗养院的"三大瘟疫"：厌倦感、孤独感和无助感。为了攻克这"三大瘟疫"，疗养院需要一些生命：他在每个房间里摆放植物；他去除草坪，开创一片菜园和花园；他引入动物。他没有像其他养老院那样，单纯满足老年人吃喝拉撒的需求，而是放手让老人自己去参与自己想做的活动，例如遛狗、种菜、喂鸟，虽然这些活动会被一些老人的子女指摘，认为"不卫生""不安全""会细菌感染"。实际上，研究者对比了大通疗养院和附近另一所疗养院，研究发现，经过两年时间，大通疗养院居民的处方量下降了一半；针对痛苦的精神类药物，如氟哌啶醇（中文翻译成"好度液"，十分有趣）用量下降尤其明显；总的药品开销只有对照疗养院的 38%，死亡率下降了 15%。

让老人做点事，帮助他们像年轻人一样能支配自己的身体和欲望，而不是一味地追求安全，是我们对老人的尊重，正如多年之前，他们曾经放手让我们自己学习走路，自己上下学，甚至自己到远方旅行。

我也曾经困惑过。我总是担心父亲因为劳累生病。搬家的时候他一定要亲力亲为，甚至在搬箱子时把自己摔伤，为此我十分恼火：明明花几百块就能找人完成的事情，非要自己做，不仅人受伤还要花几千医药费，完全不知道他是怎么想的！更何况，那些老家具扔了就扔了嘛，再换新的就是。随着我治疗的老年病人越来越多，我也渐渐理解了，他希望我能认可他的劳动，认可他的价值，认可这些与他相伴半辈子的旧家具，认可那每一件都不只是家具，而是带着灵性的、生活的记忆。现在我和父母分开，各自生活了，但我偶尔还是会和他们说："做点馅儿饼吧，我想吃了。"他们会非常乐意，做好并且送上门来，顺便看看小孙子。

理解老人，就是不要用年轻人的思维来安排他们的生活。老人喜欢什么，喜欢怎样，便怎样。所以，理解的第一步，是先放下自己。

02. 癌症病人会因为什么原因、以怎样的方式离开人世？

咱们可以把晚期癌症病人的人生尽头分为这样几个阶段。

第一个阶段，无症状期

家里一位长辈老王不幸患肺癌，在最开始的时候，老王经常给我打电话，问得最多的问题是："我到底是不是得病了啊？是不是你们给弄错了啊？我这什么感觉都没有，就跟没病一样。"没错，一大部分癌症晚期病人，即使是在"临床晚期"，最开始时也几乎没有任何症状。

什么叫癌症晚期？并不是骨瘦嶙峋、走不动路才叫晚期。在临床上，对于大部分癌症，只要在原发的病灶之外存在哪怕一处转移灶，都称为晚期。晚期并不代表生存时间非常短，它是指，相对来说更难通过局部治疗的手段解决，治愈率更低。以肺癌为例，早期肺癌的治愈率大约为 85%，而晚期肺癌的治愈率不足 5%。

但是在一开始，无论是肺转移还是脑转移，如果转移灶非常小，就不会有任何症状。而这个转移灶在哪里，未来就会出现相应的症状。

第二个阶段，头痛医头期

到了第二个阶段，老王就发现不对劲了，他开始频繁地出现头晕，检查的时候发现，脑转移的范围果然变大了。他自己也再不天天喊着弄错了，而是开始接受自己的现状。

不同癌症，不同的转移部位，最后的人生会特别不一样。那么究竟哪种"死法"走得更舒服呢？

骨转移。这是最痛苦的一种转移，骨转移的疼痛，据说有如万千虫蚁噬骨一般，重者咬牙切齿，轻者也会夜间翻来覆去无法安眠。即使吃了止疼药，也只是降低了最巅峰的痛感，但某几个地方持续的不适感会时时刻刻提醒病人"自己是个癌症晚期病人"的事实。骨转移的强烈疼痛会带来一系列的情绪问题，病人会暴躁、易怒甚至是动轻生念头。除此之外，腰椎、颈椎、胸椎的承重骨会因为肿瘤侵蚀造成骨质破坏，因而会因为一些非常轻微的外力导致骨折，造成严重的手脚麻木甚至瘫痪等症状。

胸膜及腹膜转移。这种转移形式也非常麻烦。胸膜及腹膜的转移会渗出大量的液体，造成胸水、腹水过多等症状。这类病人会感到胸闷或者腹胀。从外观上看，你会觉得病人明明这么瘦了，肚子却那么大，像怀胎十月即将临盆一样，肚皮的皮肤都被撑得发亮，好像马上就要被撑破似的。这是相当痛苦的，因此千万不要听说"越放积液，积液越多"就不去医院处理，适当放一些，让人先舒服了再说。

肺转移。这种转移也十分多见，而且也不舒适。多发的肺转移会侵蚀肺泡的空间，导致肺的换气功能大幅度下降，于是人会出现渐进式的呼吸困难——今天还觉得爬楼没事，过几天坐着都喘，然后靠吸氧维持，最后吸着氧都觉得喘。这种窒息的感受是非常让人绝望的，同时窒息导致的二氧化碳蓄积还会让人处于非常烦躁的状态，因此肺转移的病人心态会更难控制，更容易因为一些小事发脾气，甚至摔东西，阴雨天时这现象尤为严重。

脑转移。这是我认为最好的转移方式之一，虽然这话可能连很多医生听了都会打个问号。我之所以这么说，是因为在各种转移中，脑转移的病人承受的痛苦最少。脑转移并不会产生剧烈的疼痛，只会产生一些头昏脑涨的症状。脑转移发展速度相对比较快，也许很快就会出现因为高颅压导致的昏迷。因此，对病人家属来说，照顾脑转移的病人会更棘手一些，而且往往还没来得及好好告别，亲人就已撒手人寰。但从疼痛的角度思考，又未尝不是一件好事。

看多了癌症晚期病人的痛苦，作为医生也是很难过的，总希望做点什么能让他们更舒适一些。我把这几种转移病灶的感受分享出来，并不是为了增加病人家属的痛苦，而是让不生病的人也努力去体会一下病人每天的感受，也许这样才能知道该怎么更好地帮助他们。

第三个时期，恶液质期

这个时候病人就不止于局部的肿瘤或者转移灶会产生症状了，由于全身肿瘤负荷的增加，使得人体的大部分能量和原料都被肿瘤侵占，导致人的体重迅速下降。同时由于白蛋白的缺失，使得血液当中的水分跑到组织当中，引起大面积的浮肿。因此这个时候的人是十分虚弱的，不止体现在气力方面，更是体现在多病上。以前感冒一周就好，现在要几个星期，甚至会演变成严重的肺炎。整个人看上去像被吸干了一样，非常憔悴。这个时候，病人和家属心里都要明白，是快到说再见的时候了。到恶液质期，一般半年内，病人就会死亡。

很多人问我，癌症晚期病人的死亡过程，是不是像游戏当中那样，每个人都有一个血条，血条里的血慢慢减少到 0 的时候，人就会死去？其实不是这样的。癌症晚期病人的死亡的确是一个持续的过程，但死亡往往是因为某一个事件的发生。

我曾预测过一位胃癌病人的死亡时间，病人走后，她的外甥女电话我："医生，我姑姑上周去世了，和您说一声，非常感谢您之前帮我们预测她的死亡过程，确实帮了大忙。知道了死亡时间，就有机会完成很多事情，非常从容。另外不得不称赞一句，您当时猜半年，我姑姑半年零4天走的，真神医啊！"

话虽如此，但是死亡仍然是一件十分难预测的事情。

在恶液质期，会发生很多与肿瘤相关的事件，例如免疫力低下导致的肺炎，例如全身血液高凝状态导致的血栓，又或者是肿瘤破溃导致的消化道大出血，等等。每一个事件都有可能导致病人死亡。

这位姑姑得过两次肺炎，输液后恢复过来了。在第6个月的时候，突发消化道大出血。虽然家属也积极进行了输血，但病人仍然不久就心力衰竭了。这并不是医疗过失，病人在恶液质的状态下，心脏无法承受如此大量的静脉补液，但如果不迅速补液的话，人又会死于失血性休克。因此死亡的本质就是身体各个零件都严重破损了，这时任何方法都回天乏术。

所以，在恶液质期，每个事件发生的时候家属都要重视，并不是得了肺炎输个液就没事了这么简单，每个事件都有可能是最后一次相见。

03. 怎么决定是时候放弃了？

癌症晚期病人什么时候最无奈？是咬牙坚持治疗的时候？是砸锅卖铁变现的时候？还是面临死亡无可奈何的时候？

我曾经和一位"人生赢家"的大叔聊过一次。他50出头，晚期结肠癌，病床前陪伴他的妻子才20多岁。我问他："你现在最怕什么？有没有什么是我能做的？"他说，他觉得最难过的事情不是这辈子挣了钱没花完，也不是娶个年轻太太遭人指指点点，能和老婆一起走完人生这段路挺好；他说他无奈的事情，是不知道自己在哪里。

"就好像我坐在一艘小船上，有人告诉我前方有个瀑布，我想尽办法也不可能上岸。但他妈我不知道这个瀑布到底有多远，如果还有10秒钟，我抬头看看天空，然后躺倒闭上眼睛就好了；如果还有10个小时，我可以先吃块面包别饿着，再他妈想想自己心爱的姑娘。"

那是一个早春，我没想到自己居然被这样一个看似油腻的老男人用这种带着脏字又绝对诗意的情境打动了。到底什么时候选择放弃，真的太难了！

第一步，放弃治愈的机会，接受几年内死亡的现实

这个看上去是相对容易的一关，但也经常碰到这种情况：一线化疗方案（就是一开始用的、有效率最高的方案）失效了，是不是要换二线方案，二线方案虽然有效率低一些，但仍然有治愈的可能性。选择了二线且最终失效，还有三线、四线甚至五线治疗方案的机会。每一种治疗方案都有一线生机，那么请问，究竟什么时候该选择放弃？

我几乎没有见过一个刚开始就能做好决定的家庭，大多数家庭

刚开始都有着非常充沛的求生欲望，但是在不断地获得希望又失望的循环当中，最终失去了求生的意愿，选择了放弃。

"新的治疗方案又失败了，花了几十万，这种给你希望，然后转头就告诉你在做梦的感觉太难受了。"很多病人都有这样的心声，因为信任找我倾述。从医这么多年，我从没有劝过病人无休止地去接受治疗。

阿图医生写过一句话："接受个人的必死性、清楚了解医学的局限性和可能性，这是一个过程，而不是一种顿悟，只有不去努力活得更长，才能够活得更长。"

我有位病人曾经这样告别积极治疗。他对孩子们说："我不想尝试下一个方案了，我们用这个钱去旅行吧。"4 位老人、小两口加 2 个孩子，一家人去日本玩了 10 天，在海滩留下了动人的合影。

第二步，放弃有创的对症治疗，接受 1 年内死亡的现实

在临床上，有很多有创伤的对症治疗，它无法治愈疾病，但是有可能让病人再多活几个月。例如肠梗阻之后的肠造口手术，例如进食哽咽之后的食管支架，例如骨转移之后的骨水泥填充，等等。

有人会觉得，这些治疗本身也有一定的痛苦，只是为了延长几个月的生命，还要花费一笔不菲的金额，何必呢？但其实，我个人反而是最不排斥这些的，这取决于人在生命余额不足的时候，最希望做什么。如果有创的对症治疗能够很大程度上改善病人的症状，帮他渡过这个难关，他也许就获得了一个相对长的疾病空窗期，在医学上叫做无疾病进展生存。意思就是这几个月的时间，也许什么

都不会发生，还能像正常人一样去完成一些工作、体验生活，例如爬山、旅行，或者是把毕生心血（也许是一幅画，也许是一本书）给完成。

所以这个时候，家属要做的是尽可能地收集准确的信息，让病人知道做这个治疗会付出怎样的代价，获得怎样的时间和身体状态的收益。

有些病人会觉得："要我在肚皮上开个口子，以后大便从肚皮上出来，这种事情我绝对不会接受，我不需要多活这三四个月，我活够了，不想遭罪了。"这种心情也是完全可以理解的。但是，前提是病人真的了解这个治疗方案。

我在学医的时候也经常和朋友说，如果这辈子要让我做造口手术，想都不要想，我绝对不可能会治的！但真的近距离帮一些病人做过造口，也做过造口的护理之后，我发现这项技术在现在也并非那么不堪，体验上的不愉悦非常小。甚至有造口袋了也可以去洗澡，可以在私人泳池游泳，没有任何问题。所以，准确地了解和传递信息，是很重要的一件事情。

第三步，完全放弃对症支持治疗

曾经有个朝鲜族的女病人，我至今都记得她的名字，她是我管理过的第一位临终病人。那天早上一大清早，病房的护士给我打电话，虽然不值班，但我立马翻身下床，大冬天披上外套就冲到医院。第一缕朝阳斜着照在 6 床的位置上时，我看着她全家人送走了她。她要等的二女儿，终于从美国回来了。

谁也不知道，我和病人私下有个约定。

病人当时一直在反复呕血，每天都要输注好几个单位的红细胞。我劝家属放弃对症治疗，但是病人决定再等几天。她的二女儿一直在国外，当年就是因为要参加二女儿的婚礼才耽误了肝癌的治疗，到了晚期也没有告诉她。最近几天情况急转直下，出乎所有人的预料，于是病人的爱人赶忙通知二女儿回国。二女儿得知消息后，觉得亏欠母亲太多，拼了命也要赶回来送最后一程。同屋的胆管癌晚期病人看到她这么痛苦还要输血不肯放弃，坚决地和自己的主管医生说，如果她到了这个状态，千万不要给她输血。

最终，这位病人还是如愿了，尽管这个过程确实十分痛苦。

弥留之际的几天甚至几周当中，不管是不是因为癌症走到这个结局，都是相对辛苦的。无论是憋气还是浮肿都会大大加重，特别是到了终末期，整个人的神志会出现不同程度的迷离。

因此这个时候，我个人非常不建议一定要做对症治疗。有一些病人家属甚至会因为医生没有给病人补充好营养和医生发生冲突。但客观来说，这个阶段，其实却是越短越好。这个时候病人连生活自理都成问题，已经完全谈不上生活质量了。

第四步，放弃有创抢救

这一步对大家来说反而是最容易的，临床干了 10 年，我确实没有碰到任何一个人会在这个环节犹豫。

但是，我也曾经在深夜接到一个电话，是一位病人的女儿打给我的。我和这位女儿是多年好友，她的父亲就在我工作的医院接受

"临终"治疗。她托我问问医生有没有什么更好的办法，让她的父亲减少些痛苦。我电话这个科的主管大夫，她非常礼貌地和我说："目前没有办法，弥留之际，咱们也没啥可做的，总不能……你懂的。"

目前国内还不支持安乐死，作为医生，看着病人痛苦也是会很煎熬的，但也不可能做出拔气管插管、停止输液这些行为，这是医生的底线，是不能突破的。

所以，作为病人家属，这时要克制一下自己的悲伤，要知道病人很快就会失去意识，即使有痛苦也是相当短暂的过程。你没有必要，也不能够人为地加速这个过程，只要不人为地延长就好。

本书中文简体版由北京行距文化传媒有限公司授权上海译文出版社有限公司在中国（不包括香港、澳门、台湾地区）独家出版、发行。

图书在版编目 (CIP) 数据

病人家属，请来一下 / 王兴著 . —上海：上海译
文出版社，2021.8（2024.11重印）

ISBN 978-7-5327-8826-2

Ⅰ．①病…　Ⅱ．①王…　Ⅲ．①癌 – 治疗 – 普及读物
Ⅳ．① R730.5-49

中国版本图书馆 CIP 数据核字（2021）第 134484 号

病人家属，请来一下
王兴　著
责任编辑 / 刘宇婷　装帧设计 / 魔都鼠兔工作室

上海译文出版社有限公司出版、发行
网址：www.yiwen.com.cn
201101　上海市闵行区号景路 159 弄 B 座
上海市崇明裕安印刷厂印刷

开本 890 × 1240　1/32　印张 9.25　插页 2　字数 138,000
2021 年 9 月第 1 版　2024 年 11 月第 11 次印刷
印数：63,001—67,000 册

ISBN 978-7-5327-8826-2
定价：56.00 元